女孩一定要知道的——

抢救肩颈臂曲线

I'm READ 编辑部 编著

U0351601

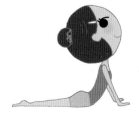
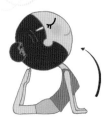

海峡出版发行集团
THE STRAITS PUBLISHING & DISTRIBUTING GROUP

福建科学技术出版社
FUJIAN SCIENCE & TECHNOLOGY PUBLISHING HOUSE

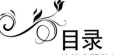

目录

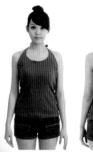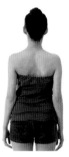

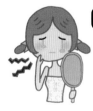

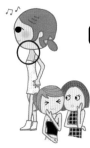

目录

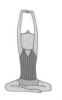

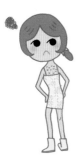
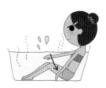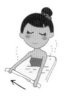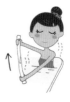

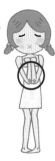

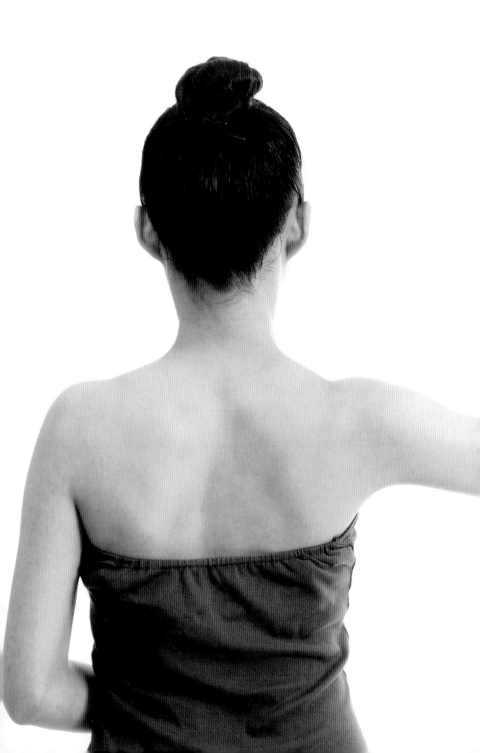

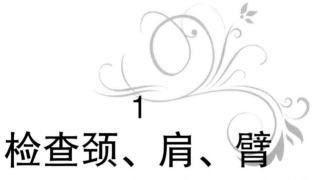

检查颈、肩、臂

1

上半身容易发胖的人，通常是属于"圆身"的身材，圆脸、肩肉多、胸部发达、腰身厚、臀部肌肉结实、腿细，是这类体型的共同特色，虽然减肥成效很容易在视觉上占尽优势，但换言之，只要胖 1 ~ 2 千克，水肿感就会出现在上半身！

细颈、美肩、纤臂

把关易胖体质，
搞懂上半身肥胖问题

肥胖，不利于健康。尤其是"苹果型肥胖"的上半身肥胖，往往是许多代谢症候群的典型征兆，建议从颈、肩、臂开始"盯梢"，及早进行你的曲线管理计划吧！

真的有天生易胖这回事吗？目前医学研究已经证实，人体内3万多个基因当中，有127个基因与人体肥胖相关，再加上人种这个变数所造成的体型差异，容易胖在哪儿，早已天生注定。正因为如此，当我们在进行减重与保养身材时，更应考虑体型与体质天生要件，只要选对方法，窈窕身材大计自然事半功倍！

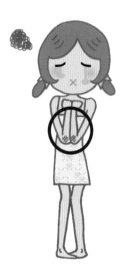

天呐！怎么有黑黑脏脏的皱纹

肥胖风险指数：先天决定，后天养成

英国牛津大学科学家曾在2007年的《科学》杂志发表一篇有关肥胖基因的文章，他们发现，任何人只要遗传到一种名为FTO的基因，肥胖概率会比一般人高出70%。这项研究结果再次证实，并非所有的胖子家族都是因饮食过量或不运动所致，如果家族亲友中，胖子的比例偏高，那就表示，你也是属于肥胖高风险一族，更须保持良好的运动习惯和饮食习惯，才能避免肥胖因子"大暴走"。

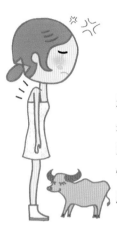

虎背水牛肩
壮如金刚芭比

另一个关于减重的迷思，是易胖难瘦这个问题。别被"小时候胖，不是胖"这句话给轻易安慰了。如果你指的是念小学之前的第一个发育期，那还有可能，但如果连进入青春期阶段的第二个快速发育期，都是个小胖子，那你绝对从此就和脂肪难分难解，纠缠一生。

一个人之所以会胖，基本上牵涉两方面，一个是身体脂肪细胞的数目，另外一个是身体脂肪细胞的大小。关于变胖之后，脂肪细胞一定会撑大，这点绝对毋庸置疑，但脂肪细胞的数量呢？过了青春期之后，脂肪细胞原则上就不会再增加了，如果你是成年之后的"压力胖"或因不运动所导致的"局部胖"，其实是很容易瘦下来的。

会不会胖？身材极易走样？先天遗传的肥胖基因，只决定了发胖概率，后天的不注意、不节制，才是真正导致体型上演"窈窕线迷航记"的幕后推手。

抗肿大作战：圆身与扁身

也许你会问，既然身形缺点和肥胖基因已经天生注定，那能拯救的空间应该很有限吧？答案是"NO"！但你需要特别注意的地方，绝对和一般人不尽相同！

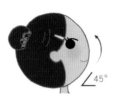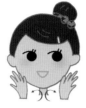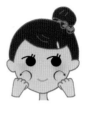

既然肥胖基因与遗传有关，那么易胖部位当然也会受到家族遗传的影响，圆身、扁身就是一个很明显的例子。虽然东方人普遍属于下半身容易发胖的"水梨型"身材，身形多属扁身，但骨架较小的人，却也同时深受上半身易胖所苦。

·**圆身特征：个子娇小、骨架小而肉多、骨盆窄，属于前凸后翘的身形，也就是俗称的"贵妇体型"。**脸型较圆易出现双下巴，每次发胖，脸一定先圆，肩膀窄圆、出现下滑肩的概率较高。上胸有肉、较丰满，腰线较高，但胸线较低，所以一胖起来，罩杯一定跟着变大，肩、背、臂三处的肉也会跟着加量，看起来也就特别珠圆玉润了。如果是属于四肢修长的圆身美眉，视觉上会比实际体重轻一些，手腕骨较凸，要特别注意关节部位的肌肤保养。

·**扁身特征：个子偏高，骨架大但肉少，骨盆宽、两侧骨头容易凸起，有些人的小腹甚至容易出现内凹的情况。**下半身的肥胖大多从臀部、肚子一直胖到大腿，"横向发展"的情况特别严重。脸上棱角较多，脸部轮廓一旦被松弛的颈颚线拖垮时，容易显老。上胸无肉，胸线较高，锁骨明显，平肩且肩线外扩。这种正面宽、侧面扁的身形，颈、肩、臂肉一旦厚实，再加上手腕骨较粗，看起来绝对是个100%的"金刚芭比"。

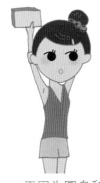
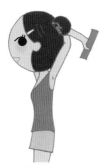

正因为圆身和扁身易胖部位不同，所以，当我们发现上半身曲线开始走样时，其实也相对透露了一个人的发胖阶段。举例来说，圆身的人，会先胖上半身，所以一旦发现颈肩臂曲线走样时，表示正处于发胖初期，一定要及早控制，否则会连同下半身一起胖；扁身的人，通常从下半身开始胖起，一旦上半身出现肥胖征兆，就代表这人已经胖过头了，"肿"线已经向上扩张。

健康塑身计：突显优点，改正缺点

进行窈窕大计之前，有个前提非常重要，就是逐步建立自信心，而且过程中必须保持愉悦的心情。窈窕大计第一步，找出身材比例上最突显的优点，然后，再找出视觉上最容易被别人注意的缺点；第二步，从平日的穿着打扮开始进行改造，让变瘦成为一件可能的事；第三步才是饮食控制，不过，先别急着全面忌口，而是从减少不健康食品的分量开始，然后再针对体型上的缺点，选择适合又不勉强自己的局部塑身运动。

切记，天生带"肿"的易胖族群一定不能自暴自弃，虽然身体的脂肪分布形态已经无法改变，但却可以阻止它们肆无忌惮的"膨胀"。掌握健康原则，隐藏在身体"版图"里的"瘦空间"，尚等着你去发掘和经营！

检查你的颈围、肩围、臂围

快瞧瞧你所在意的地方

将布尺平贴于低头时可摸到的颈后最突起处上缘，然后绕至前面喉结下方（即颈部最细的部位）进行测量：

颈围 = 标准胸围 × 0.38（厘米）
男性颈围 < 38（厘米）
女性颈围 < 35（厘米）

颈颚曲线
症状： 双下巴、颈纹、粗脖子、颈线僵硬、下巴两侧不对称……
解决方案： 穴位指压、唇舌伸展操、夹弹推拿……
魅力小点子： 颈颚保养品、修饰颈线穿搭法……

颈颌曲线（见 14 页）

臂肘曲线（见 84 页）

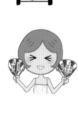

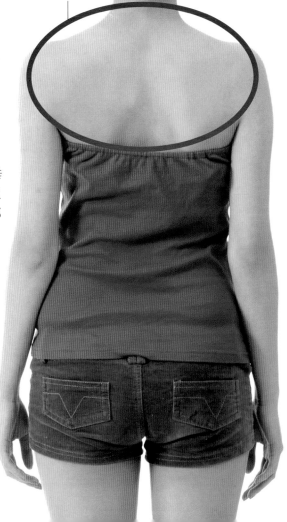

测量肩围时，以左右两个肩峰之间的距离为准。基本上，肩围和个人骨架大小有关，不妨以踝围和胸围作为对照比例：

肩围 = 踝围 ×1.72（厘米）
肩围 =（胸围 ÷2）– 4（厘米）

肩背曲线（见52页）

肩背曲线（见52页）

肩背曲线
症状： 虎背水牛肩、高低肩、驼背、肩线下垂、背部痘痘狂冒……
解决方案： 指压按摩、护肩瑜伽、塑造肩廓伸展操……
魅力小点子： 控油抑痘保养方法、造型满分的罩衫穿法、美背美肩穿衣法……

臂肘曲线
症状： 蝴蝶袖、粗壮臂、副乳、肘关节粗糙黯沉……
解决方案： 穴位指压、瑜伽伸展、胸前合十操、10分钟美臂澡……
魅力小点子： 纤臂保养、保湿臂套、突显美臂细腕穿衣法…

两臂伸直垂落于体侧，以布尺沿上臂最粗的部位绕一周，即为上臂围；手臂至腕关节处伸直，握拳，测量前臂最粗部位，即为前臂围：

上臂围 = 标准胸围 × 0.36（厘米）
前臂围 = 标准胸围 × 0.30（厘米）

13

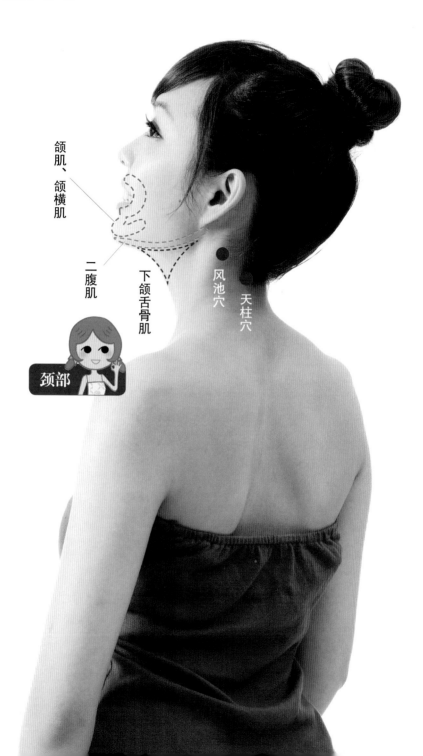

颏肌、颏横肌

二腹肌

下颌舌骨肌

风池穴

天柱穴

颈部

2
美丽好"颈"色

颈颌曲线的不完美，其实与脸部、肩部及胸前肌肉的紧实度息息相关，平日保养除了避免容易形成折皱的姿势，更应注意防晒，并搭配适度的伸展运动及按摩。

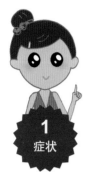

多一圈赘肉，一低头就现形
肥肉堆出双下巴

1 症状

　　不是只有"胖胖"一族才会有双下巴，当颈颌脂肪过多，脸部肌肉松弛，脸颈部位淋巴阻塞形成浮肿，以及缺乏运动，都会让下巴多出至少"一圈以上"的赘肉。

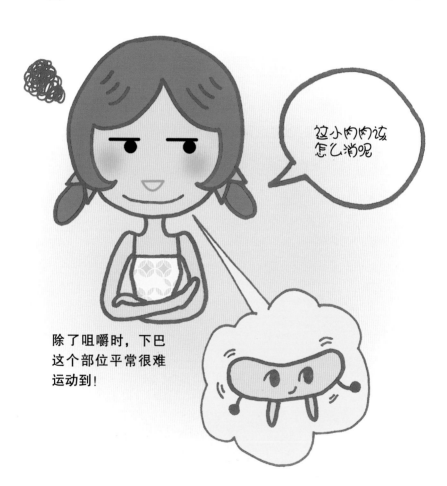

这么小肉肉该怎么消呢

除了咀嚼时，下巴这个部位平常很难运动到！

下颌舌骨肌、二腹肌、颏肌

下巴脂肪囤积，再加上二腹肌、下颌舌骨肌、颏肌、颈横肌失去弹力，不但会导致下巴小肉肉横生，就连脸部的曲线轮廓也会因此而加速往下掉！

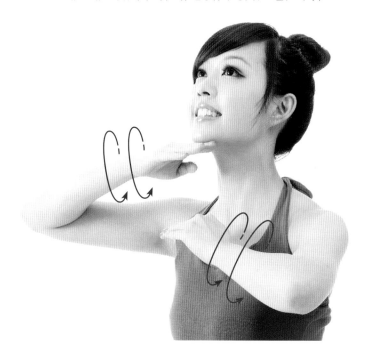

重点提示 ────────→ **步骤说明** ──────────○

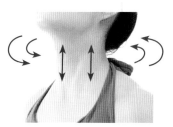

拉紧这几条肌肉很重要！

1.五指并拢，双手手背如滚轮画圆般轮流轻敲下颌。练习 100 下。

2.头朝前后、左右方向来回旋转，注意，肌肉必须有被拉伸的感觉。每个方向各练习 20 下。

17

张嘴吐舌下巴紧实操

10 秒钟

10 次

1
坐姿或站姿皆可，仰头45度角，双眼朝上看，保持10秒。

2
张开嘴巴，嘴角尽量向两侧拉开，保持10秒。

动动唇缩紧下颌线

下唇内侧呈锥状的颏肌，以及嘴角下方呈横条状的颏横肌，是属于比较深层的肌肉，运动这2条肌肉，可以避免下巴周围的肌肉下垂。

步骤分解

这个伸展操是针对下巴两侧和下巴中央正三角地带进行的紧实操。虽然看起来不太优雅，但却很有效，建议可在没人看得到地方练习。

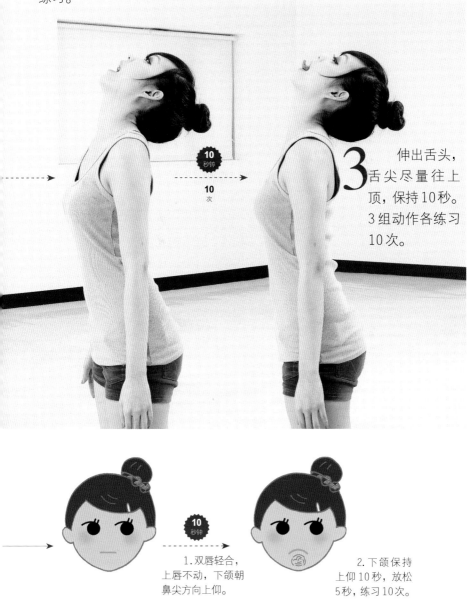

10
秒钟

10
次

3 伸出舌头，舌尖尽量往上顶，保持10秒。3组动作各练习10次。

10
秒钟

1. 双唇轻合，上唇不动，下颌朝鼻尖方向上仰。

2. 下颌保持上仰10秒，放松5秒，练习10次。

解决方案 3
按摩拉提

小 V 脸夹弹画圆推拿法

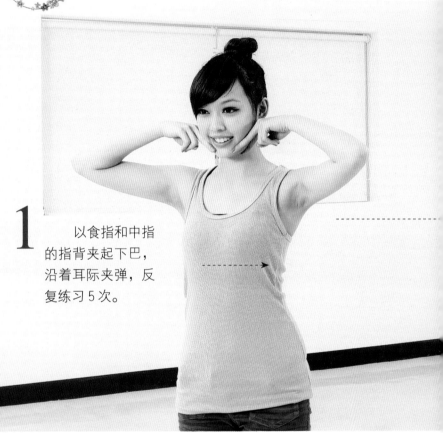

1 以食指和中指的指背夹起下巴，沿着耳际夹弹，反复练习 5 次。

腮帮子拉提操

这是日韩美妆界最流行的腮帮子拉提操！进行这个拉提操时，下巴要抬高 45 度，并以颈部中心线为准，沿着下巴到耳际线，每次进行 5 分钟"笑脸"按摩大法！

步骤分

下巴肉紧实了，但仍觉得曲线不够完美？那就借助手指的按摩与推压力度，把小肉肉"排挤"掉吧！搭配脸部按摩霜，每天早晚各一次。

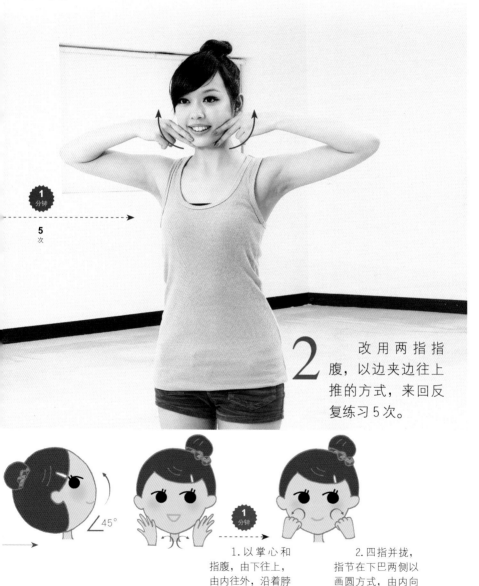

1
分钟

5
次

2 改用两指指腹，以边夹边往上推的方式，来回反复练习5次。

∠45°

1
分钟

1.以掌心和指腹，由下往上，由内往外，沿着脖子至下巴区段，以画圆圈方式推拿。

2.四指并拢，指节在下巴两侧以画圆方式，由内向外推拿。来回反复练习5次。

21

解决方案 4
洗漱操

坐姿吸吐颈肌伸展操

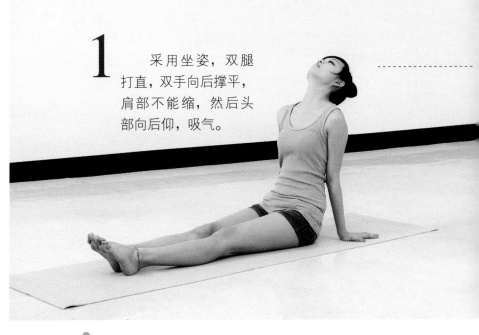

1 采用坐姿，双腿打直，双手向后撑平，肩部不能缩，然后头部向后仰，吸气。

漱口洗脸紧颌操

习惯睡高枕，或经常趴着睡的人，建议可趁早上起床后的漱口、洗脸动作，舒缓一下"定位不良"的小肉肉，收紧脸颊曲线，重拾下巴的紧致与弹性！

步骤分解

脖子好像粗了点，颈部小肉肉似乎全往下巴集中？那就做这个伸展运动吧！做这个伸展运动时，必须挺胸，并通过吸气吐气及仰伏两个动作完美搭配。

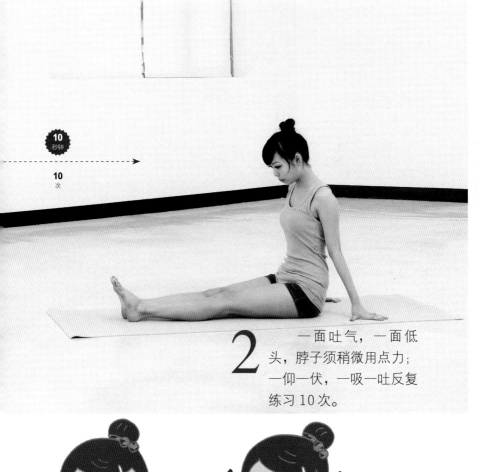

10 秒钟

10 次

2 一面吐气，一面低头，脖子须稍微用点力；一仰一伏，一吸一吐反复练习 10 次。

1 分钟

1.刷完牙后，含一口水，左右分别各漱 30 下。切记，漱口动作要慢。

2.洗完脸后，趁双手还有热度时，将双手掌心托住下巴，从左右两侧由下而上各按摩 30 下。

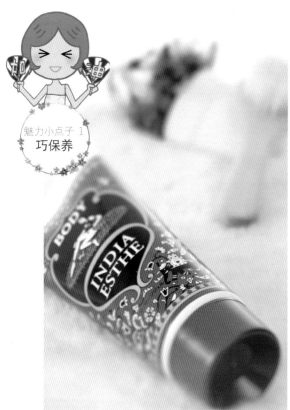
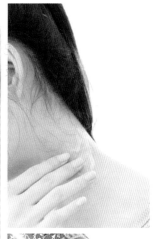
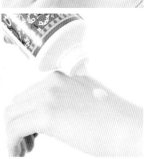

魅力小点子 1
巧保养

赋予张力与光泽，
勒紧下颌的无力感

小编推荐

脸颊的脂肪细胞本来就比较长，再加上颈、颌等部位本来就属于比较难运动得到的地方，一旦脂肪细胞膨胀、肌肉松弛，就很容易形成双下巴。平时保养按摩时，除了挑选脸部或颈部专用的保养霜，建议使用前可先在下巴或耳前选一小块区域试用，确定没有不适症状出现，再全颈抹拭。

印度式紧致按摩凝胶

为印度香氛按摩凝胶，在纤体的同时享受异国风情的芳香水疗美容。以天然芝麻精油保护肌肤，清凉薄荷感，让肌肤保湿柔嫩、更有弹力，更紧致，清爽好吸收，免冲洗，使用方便。

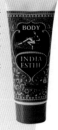

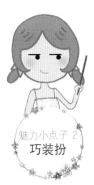

魅力小点子 2
巧装扮

一遮二露，间隔式穿搭法

　　双下巴会让颈部显得较粗、较短，若穿上高领上衣遮掩，反而会让焦点集中在下巴。其实只要用围巾或丝巾适度遮住双下巴的小肉肉，尽量选择 V 领款式，露出漂亮的锁骨或搭配一条锁骨链，以"间隔法"遮住不完美的曲线。

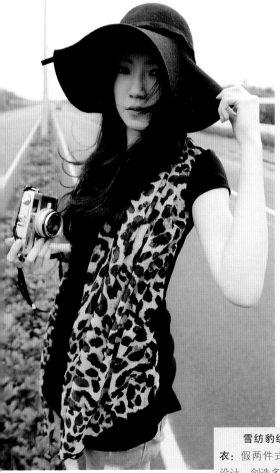

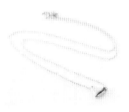

爱心许愿短项链：男人觉得女人最性感地方，排第一位的是锁骨。每个女人都该有一条锁骨链，为自己的造型加分。

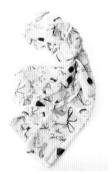

雪纺围巾：在不稳定天气里，雪纺围巾是最好的造型加分品，不妨一试哦！

雪纺豹纹假领巾长版上衣：假两件式豹纹雪纺领巾设计，创造多样性搭配！

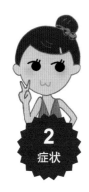

2 症状

歪脖子，脸型一边大一边小

下巴线条不对称

你习惯用左边还是右边咀嚼？习惯左侧睡，还是右侧睡？小心啰，因为姿势和肌肉使用度的不平等状态，即便是尖如瓜子脸，两侧也会出现大小边的问题。

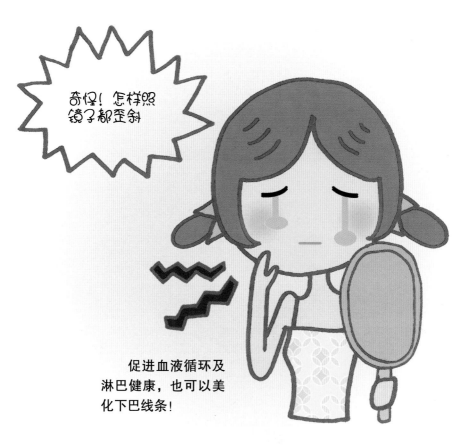

奇怪！怎样照镜子都歪斜

促进血液循环及淋巴健康，也可以美化下巴线条！

风池穴、颌关节、天柱穴

别小觑了颈部僵硬的问题，正因为颈部肌肉无法顺利伸展，反而会让你倾向使用比较不痛的那一边，最终导致该侧的肌肉群较发达，连带让下巴两侧都会出现一高一低的情况。

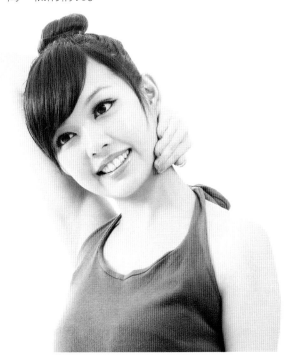

重点提示 ──────────▶

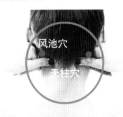

点按这两个穴位，能改善颈部僵硬！

步骤说明 ────────────○

1. 右手举起，绕过颈后，按摩左下巴的颌关节。按 10 次之后，换左手按右下巴 10 次。

2. 双手拇指以点压方式按摩位于颈后的天柱穴，并一直向下按至颈椎末端；向上按风池穴直至头顶。如此反复，来回 10 次。

解决方案 2
伸展运动

推推颈反作用力操

1
头向右倾，以右手掌撑住并朝左边推头部，边吐气边施力，历时5秒。左右各5次。

2
头朝前、后方向摆动，每次持续5秒，休息5秒。共10次。

5
秒钟

- - - - - - - - - - - -

5
次

耸肩旋转松颈操

耸肩动作是很好的活络筋骨运动。想修饰颈曲线时，可手持600～1000克重物进行运动，效果会更好。但颈肩的僵硬酸痛问题大于曲线问题时，不持重物也可以。

步骤分

发现颈侧曲线好像开始走样，甚至变形了，颈部皮肤开始松弛了，怎么办呢？记得在平日为了缓解僵硬不适而做的转头操里，不妨加入推颈这个动作，以挽救颈部曲线。

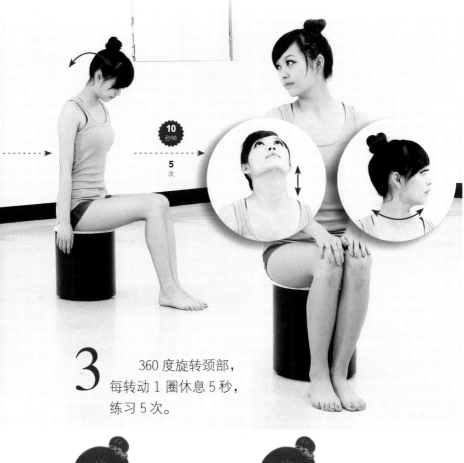

3 360度旋转颈部，每转动1圈休息5秒，练习5次。

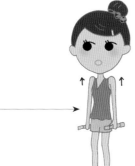

1.手持哑铃，肩头耸举至耳腮处，维持10秒后迅速放下。

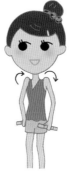
2.肩头耸起，由前旋转至后，再由后旋转至前。下肩时吸气，旋转时吐气，练习15次。

修饰侧脸曲线张嘴操

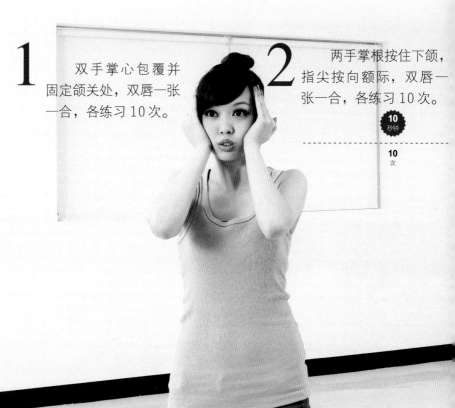

1 双手掌心包覆并固定颌关处，双唇一张一合，各练习 10 次。

2 两手掌根按住下颌，指尖按向额际，双唇一张一合，各练习 10 次。

10 秒钟

10 次

对称按摩提颌操

由于脸部的表情肌肉较复杂，通常必须借助手指按摩，让平常较少运动到的肌肉保持紧实的状态，下巴的线条自然也会显得优美。

步骤分

牙齿咬合不正、咀嚼过当，都会影响侧脸曲线的完美。进行口部张合对颌关节进行伸展运动时，应再搭配简单的加压动作，修饰效果会更明显。

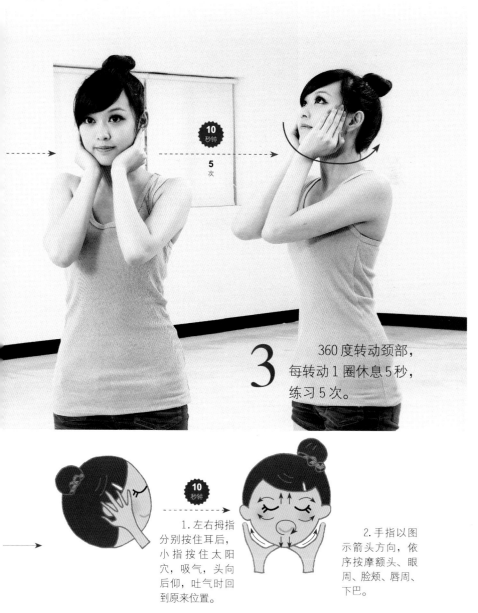

10
秒钟

5
次

3 360度转动颈部，每转动1圈休息5秒，练习5次。

10
秒钟

1.左右拇指分别按住耳后，小指按住太阳穴，吸气，头向后仰，吐气时回到原来位置。

2.手指以图示箭头方向，依序按摩额头、眼周、脸颊、唇周、下巴。

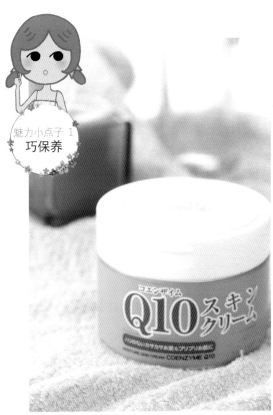

魅力小点子 1
巧保养

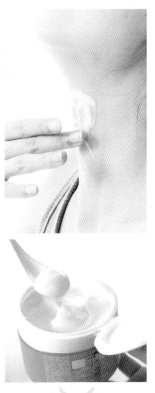

两侧颌线 45 度上仰，
双向拉提延伸美丽颈线

小编 推荐

保湿乳霜

选择具有优越的渗透力的保湿乳霜，给予干燥肌肤深层滋润。Q10成分可防止老化，使肌肤有光泽，充满弹性。

一天之中，一般颈部运动的次数远超过脸部！针对长期坐姿不良或睡姿不当所形成的僵硬颈部线条及下巴线条不对称情况，除了靠伸展操挽回"颓势"，每天早晚来个 2 分钟颈颌按摩操也很重要！颈部按摩霜可与脸部使用的产品相同，按摩时力量要轻，尤其是按摩颈侧靠近耳垂下巴这一段，须由下往上轻抚，切勿抓捏，以免造成伤痕或其他危险。

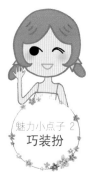

选择 V 领或一字领，非对称美学穿衣术

魅力小点子 2
巧装扮

　　头发长度刚好到下巴或中分的发型，会让脸形更宽，反而突显出不对称的脸形轮廓。建议穿 V 领或一字领露肩上衣，可单穿，也可外加一件宽版罩衫；另外，选择斜肩式或肩头挖空的上衣，露出颈线较完美的那一侧，也是个好点子。

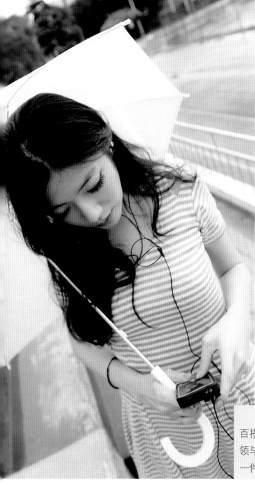

精致软陶玫瑰花宝石镶嵌多层珍珠项链：粉色的玫瑰花展现出优雅的气息，佩戴这样的项链，让你成为目光焦点。

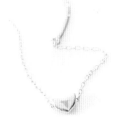

时尚爱心吊坠桃心项链：银色简约风的项链，随性地搭配 V 领上衣，可很好地修饰颈部曲线。

V 领露肩条纹短袖洋装：百搭条纹洋装，采用小性感的 V 领与露肩式设计，单穿或是外加一件宽版罩衫皆可。

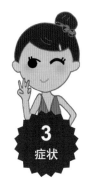

颈线松弛，颈纹一条又一条

杜绝“火鸡脖”上身

3 症状

颈部的皮肤比脸还薄，再加上经常活动而被拉扯，一旦疏于保养，往往比脸部先出现老化松弛的状况；而肥胖的人则是因为脂肪的堆积，所以也比较容易有颈纹的困扰。

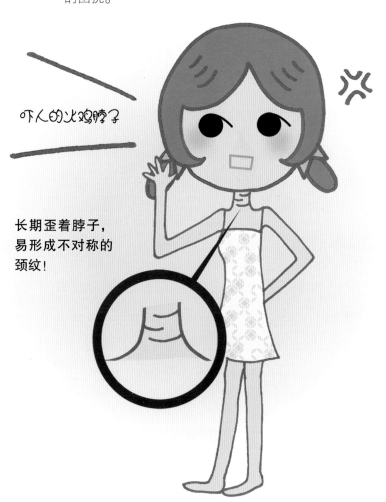

吓人的火鸡脖子

长期歪着脖子，易形成不对称的颈纹！

胸锁乳突肌、颈阔肌

颈纹通常会从下巴一直延伸到颈侧以及前颈。除了左右2条胸锁乳突肌逐渐失去紧实度，最深层的颈部老化就是颈阔肌的松弛，颈纹也就慢慢生成了。

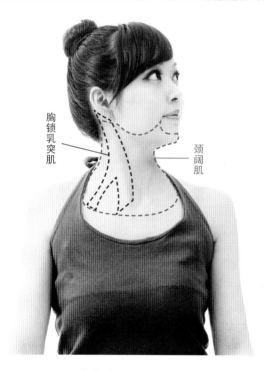

胸锁乳突肌

颈阔肌

重点提示 - - - - - - - - - - ▶ **步骤说明** - - - - - - - - - - - - ○

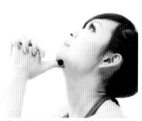

让颈阔肌和胸锁乳突肌保持紧致！

1.采用坐姿，头微仰，拇指并拢，两手手指交握相扣，并用两拇指顶住下巴。

2.以大拇指往上推动下巴，必须有肌肉被拉扯的紧绷感。推5秒，休息5秒，练习20次。

解决方案 2
伸展运动

拉颈提颌阻纹 3 式

10
秒钟

10
次

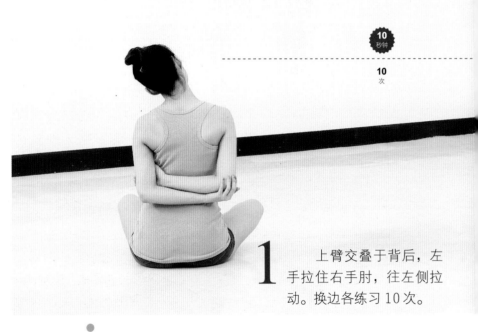

1

上臂交叠于背后，左手拉住右手肘，往左侧拉动。换边各练习 10 次。

颈线清爽伸展操

看似环绕脖子而生的颈纹，其实也有长短、深浅之分。座椅太高或太低，长时间夹着话筒聊天，低头玩手机、电脑，枕头太高等，都是颈纹的帮凶。

步骤分

不管你是"姿势型"、"肥胖型"、"老化型"中哪一种类型的颈纹，适度做些颈肌伸展运动，都是有必要的，这样既可活络筋骨，又能避免脂肪堆积。

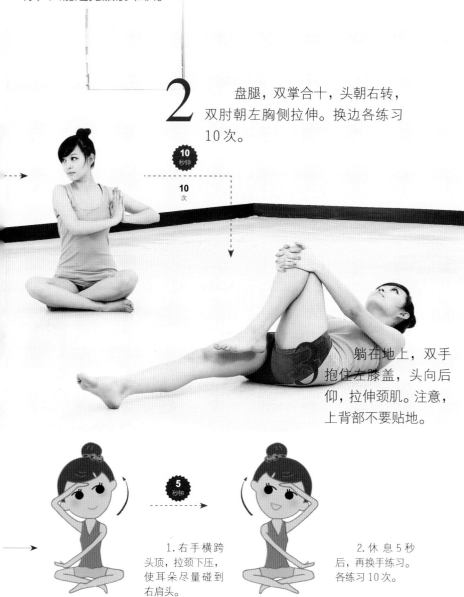

2

盘腿，双掌合十，头朝右转，双肘朝左胸侧拉伸。换边各练习10次。

10 秒钟

10 次

躺在地上，双手抱住左膝盖，头向后仰，拉伸颈肌。注意，上背部不要贴地。

5 秒钟

1.右手横跨头顶，拉颈下压，使耳朵尽量碰到右肩头。

2.休息5秒后，再换手练习。各练习10次。

脖颈细长呼吸法

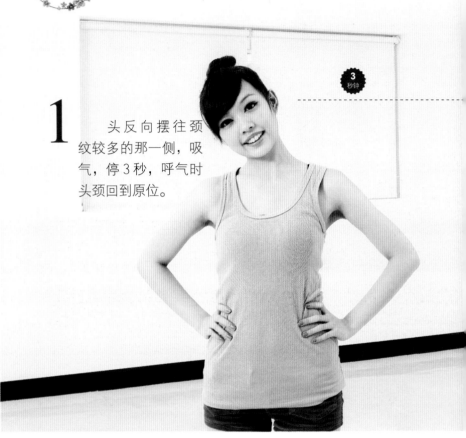

1 头反向摆往颈纹较多的那一侧，吸气，停3秒，呼气时头颈回到原位。

3
秒钟

颈线健美按摩操

建议早晚抹保养品时，尤其是洗完澡后，做这个按摩操，利用垂直方向的按摩，平抚提早报到的颈纹。

步骤分

进行颈肌按摩前，可先调整呼吸，并针对颈纹较多、颈肌较僵硬的另一侧，先缓慢地摆头，切记，吸气时姿势不动，呼气时才做摆头的动作。

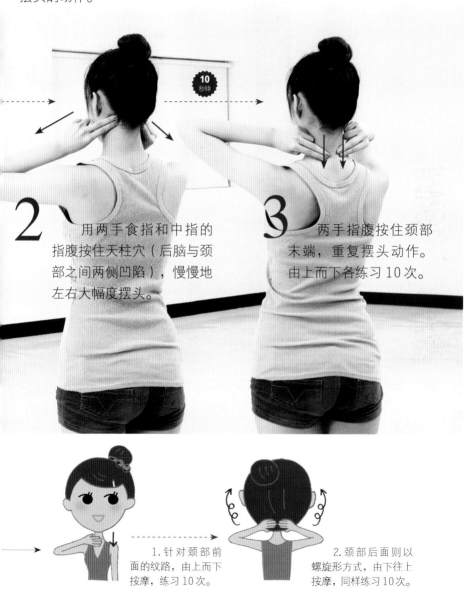

2 用两手食指和中指的指腹按住天柱穴（后脑与颈部之间两侧凹陷），慢慢地左右大幅度摆头。

10
秒钟

3 两手指腹按住颈部末端，重复摆头动作。由上而下各练习10次。

1. 针对颈部前面的纹路，由上而下按摩，练习10次。

2. 颈部后面则以螺旋形方式，由下往上按摩，同样练习10次。

后颈伸展叩首式

1

采用跪坐姿，挺腰缩腹，双手平放于身体两侧，掌心贴住或抓住小腿。

10 秒钟

舒压松颈后仰操

颈椎是很脆弱也很敏感的地方，不适合从事太过激烈的伸展运动。初学者练习时，不一定要采用盘腿坐姿，可将双腿伸直，手肘平贴于地面，分担颈部的受力。

步骤分

这个叩首的动作，对于拉伸后颈很有帮助，特别对工作时须要长时间仰头的人很有用。请注意，此伸展运动并不适合有高血压或眩晕症的人练习。

2 　吸气时，身体前倾，额头贴地，臀部不要离开小腿肚。

3 　臀部慢慢上抬，直至大腿与小腿呈 90 度，保持 30 秒。重复 5 次。

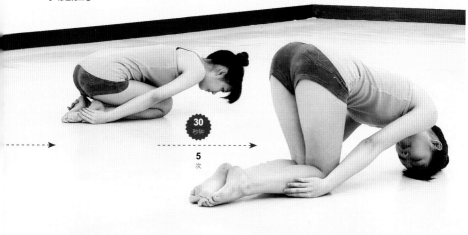

30 秒钟

5 次

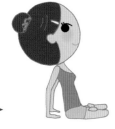

10 秒钟

1. 盘腿坐在地上，双掌放后贴地、指尖朝前，置于臀后。上半身微微向后仰。

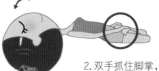

2. 双手抓住脚掌，身体向后仰，头顶呈 90 度向后贴地，背部悬空。练习 5 次。

解决方案 5
伸展运动

压额抱头纤颈操

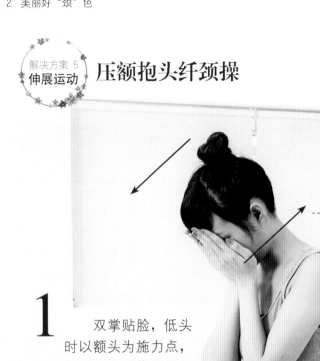

10
秒钟

10
次

1

双掌贴脸，低头时以额头为施力点，用手向上反推回去。停10秒。

对抗颈纹舒压操

练习瑜伽中的鸵鸟式，能改善颈椎疲劳、颈线"卡卡"的困扰。注意，头部上仰时，下巴要尽量抬高，但不能用力过猛，感觉后颈有用力即可。

步骤分

单纯的头部上仰和下俯动作，效果有限。这时候可以利用双手的反向力量，向颈部施力，锻炼前颈的胸锁乳突肌和后颈的头夹肌。

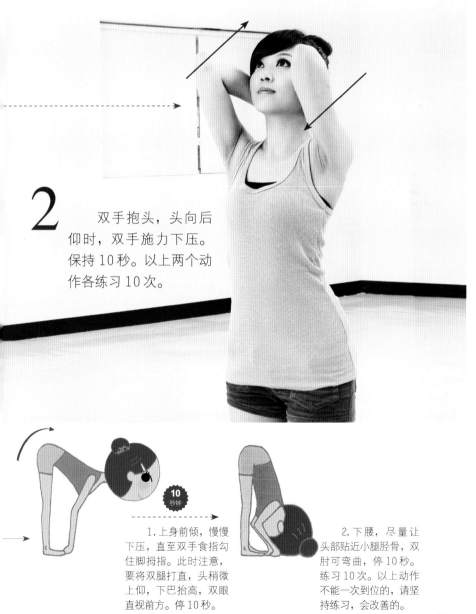

2　双手抱头，头向后仰时，双手施力下压。保持 10 秒。以上两个动作各练习 10 次。

10
秒钟

1.上身前倾，慢慢下压，直至双手食指勾住脚拇指。此时注意，要将双腿打直，头稍微上仰，下巴抬高，双眼直视前方。停 10 秒。

2.下腰，尽量让头部贴近小腿胫骨，双肘可弯曲，停 10 秒。练习 10 次。以上动作不能一次到位，请坚持练习，会改善的。

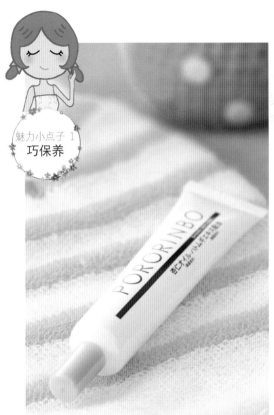
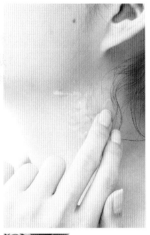
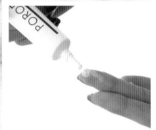

魅力小点子 1
巧保养

横挂颈间三条沟
呵护"维纳斯的项链"

小编推荐

颈部角质凝胶

仔细端详颈部，不管是胖是瘦，都隐约可见三道颈沟，又称为"维纳斯的项链"——能让颈部肌肉在进行转头、低头或抬头动作时，更具伸缩性。而当这三道线愈来愈明显时，就代表肌力和肌肤紧致度明显衰退了。除留意正面的颈阔肌，容易被忽略、晒黑的颈后僧帽肌也要一并保养，尤其更不能忘了去角质。

随着年龄增加，颈部肌肤开始出现粗糙，有明显纹路出现；我们可先从润泽开始解决角质层所产生的问题。选用内含鸠麦、杏仁油、玻尿酸等成分的颈部角质凝胶，可润泽肌肤，保持肌肤弹力与细致。

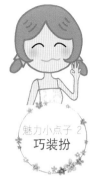

慎选衬衫领片，打造时尚拼色 V 区

巧妙利用拼色设计的衬衫领片，来遮住难看的颈纹，虽然是个好方法，但要注意领口 V 区与身形、脸形的比例搭配。如脸圆、肩宽的人，要选领片大、角度开的领子；体型较消瘦、脸型较细长的人，则应选择小且尖的领片。

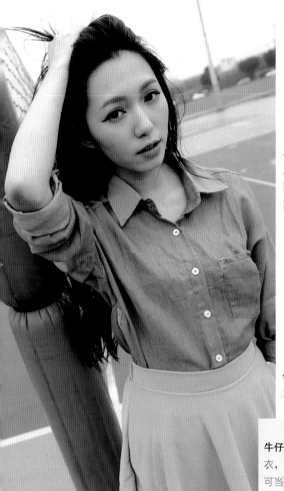

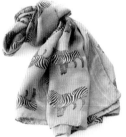

时尚潮人必备款——斑马图案围巾：无论春天或秋天，总少不了围巾这项单品，选择斑马或其他动物图案，完全展现你的个性。

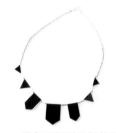

黑色不规则几何状短项链：选择由黑色不规则几何状短项链，完美修饰你的颈部曲线。

拼色领侧边双拉链长袖牛仔上衣：趣味拼色领牛仔上衣，侧边双拉链的造型设计，可当衬衫或外套来穿搭。

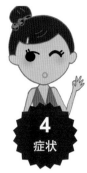

比起脸、胸肌肤，黑了2个色阶

颈部黝黑粗糙

4 症状

大部分的人只记得对脸部进行修护保养，却忘了颈部肌肤也需要细心呵护，尤其是美白防晒保养。再加上一般人习惯挑比自己肤色白一号的粉底，以致颈色看起来更黑！

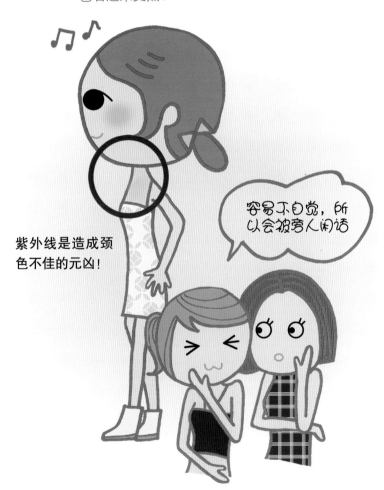

紫外线是造成颈色不佳的元凶！

指压点带来好颈色

平常除了注意防晒，加强美白保养之外，趁着洗澡时或抹保养品时，适度指压点按颈部，能够帮助气血循环更为顺畅，也能让颈周的代谢变好，颈色更显嫩白。

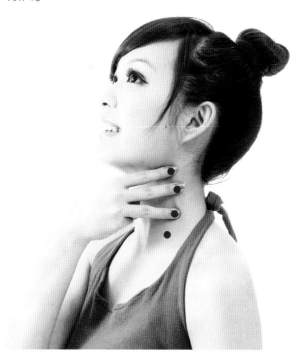

重点提示 ------------------------➤ **步骤说明** ----------------------------○

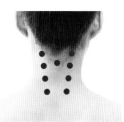

这几个指压点很重要！

1.坐姿或站姿皆可，利用指腹或按摩滚轮，轻轻点按颈侧 4 个指压点。

2.以食指、中指和无名指，轻轻点按颈后 9 个指压点，来回各重复 10 次。

解决方案 2
伸展运动

活络气血后颈嫩白计

1 双手中指重叠于颈椎顶端，以轻搓方式按压斜上方。练习30下。

10 秒钟

10 次

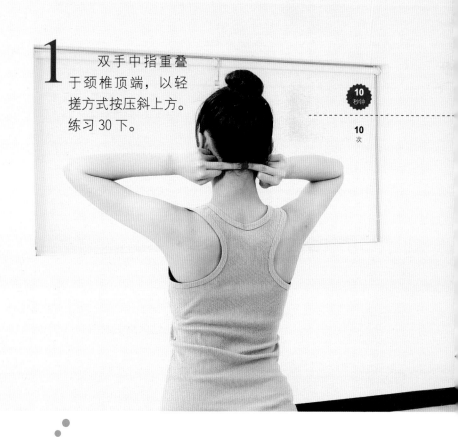

捏捏按按脸颈无色差

比起脸部皱纹，颈部皱纹通常显得更长、更粗，而且颜色较深。针对这些因为凹陷而形成的颈色不均情形，可以借助按捏小技巧平抚颈纹。

步骤分

后颈的肌肤比起正面更容易被忽略，也是全身上下最容易出现黯沉的地方之一。在抹保养品时，不妨同步进行 3 步骤的嫩白指压操吧！

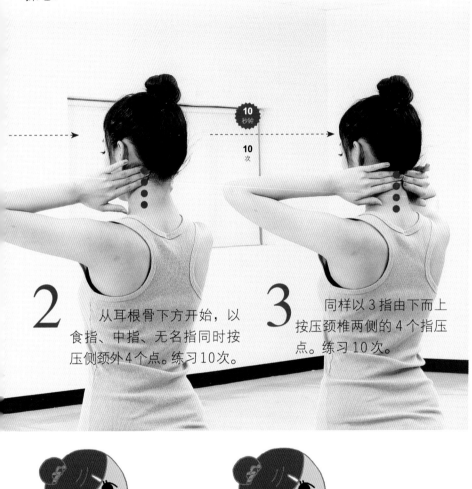

10 秒钟

10 次

2 从耳根骨下方开始，以食指、中指、无名指同时按压侧颈外 4 个点。练习 10 次。

3 同样以 3 指由下而上按压颈椎两侧的 4 个指压点。练习 10 次。

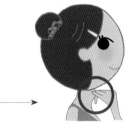

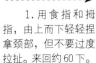

60 下

1.用食指和拇指，由上而下轻轻捏拿颈部，但不要过度拉扯。来回约 60 下。

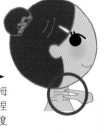

2.搭配保养品，以双手食指，将颈部皱纹撑开、揉按。来回约 60 下。

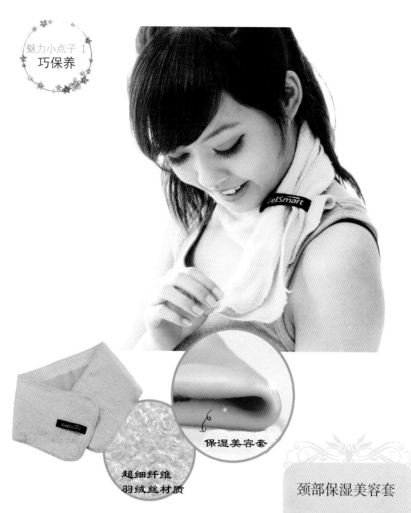

魅力小点子 1
巧保养

保湿美容套

超细纤维
羽绒丝材质

对抗初老症第一步，
告别粗黑"男人脖"

由于颈部皮肤比一般肌肤还薄，皮下脂肪较少，所以更需要细心呵护。从颈部延伸至前胸的三角地带，要留意颈纹、松弛、斑点、干燥问题，后颈则应特别留意去角质及防晒问题。

颈部保湿美容套

选用内含美容保湿凝胶，添加天然植物复方保湿精油，让肌肤平滑柔细，帮助减少细纹与皱纹，改善老化现象。

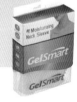

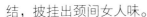

美颈"衣"点灵，四季皆宜的丝巾风情

单是一条丝巾，随着摺法及系法变化，搭配四季不同材质、不同领口设计的衣物，再搭配别针，就可变幻出数百种风情。你可以单纯塞于领口内，或塞在衣领下方；打个单结，或将之卷成长条形，绑个蝴蝶结，披挂出颈间女人味。

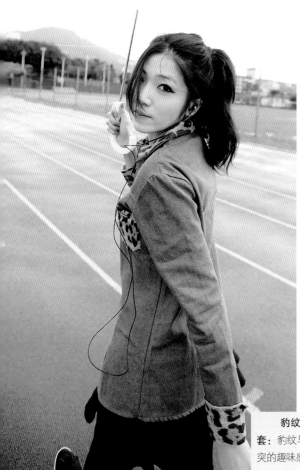

V 领西装外套：易穿搭的春季西装外套！附上别致点点丝巾，让造型更多变化性。

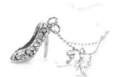

高跟鞋项链：想成为所有人的目光焦点吗？戴上这条典雅的高跟鞋项链，让众人的目光停留在你的颈部。

豹纹拼接长版牛仔衬衫外套：豹纹与牛仔组合，制造了冲突的趣味感。

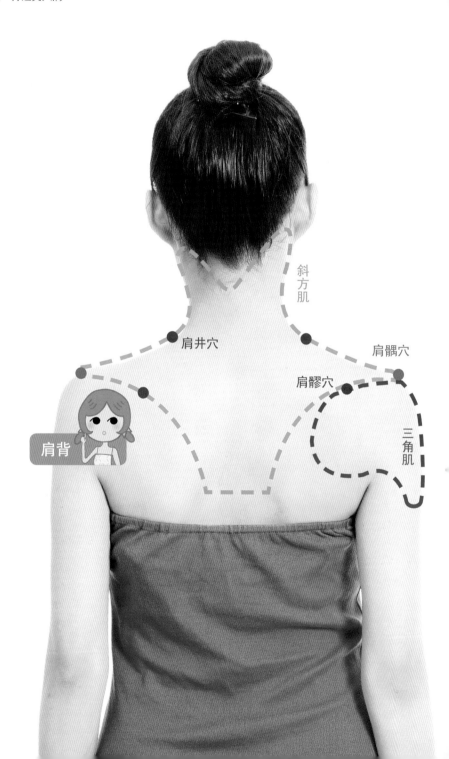

斜方肌

肩井穴

肩髃穴

肩髎穴

肩背

三角肌

3
打造美人肩

　　肩膀的宽度与骨架有关，虽然先天的骨架问题无法靠运动而增大或缩小，但却能通过紧实颈、肩、背肌而消除肩部赘肉，让你轻松穿上小一号的上衣。

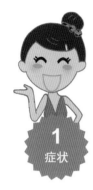

虎背水牛肩. 壮如金刚芭比

肩线僵硬宽厚

1 症状

　　习惯趴着看书、经常长时间低着头工作、睡姿或枕头高度不对等都容易造成颈椎第 7 椎及胸椎第 1 椎移位而后凸，导致斜方肌僵硬厚实，一劳累，马上就会觉得肩颈酸痛。

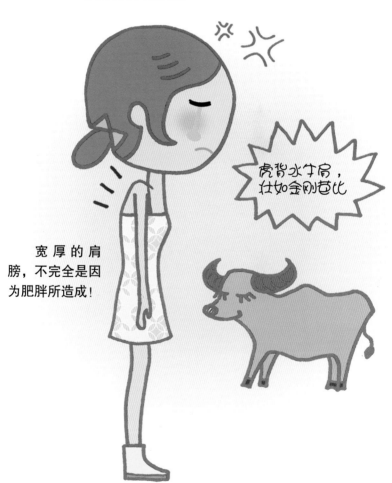

宽厚的肩膀，不完全是因为肥胖所造成！

三角肌、斜方肌

发现了没？肩膀较宽厚的人，只要一穿错衣服，人就会显胖。针对姿势不对引起的肩膀宽厚问题，建议可通过肩背向后伸展的动作来解决，这个运动还能一并缓解肩膀容易酸痛的困扰。

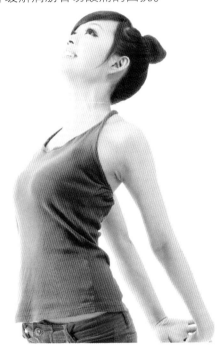

重点提示

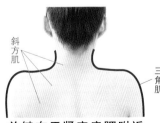

斜方肌

三角肌

关键在于紧实肩胛附近这几条肌肉！

步骤说明

1. 两脚张开与肩同宽，十指交握于后背，颈椎打直。

2. 两肩尽量向后拉伸，保持10秒，再放松。练习10次。

3. 双手放松后，左右肩同时向前旋转，再向后旋转。练习20次。

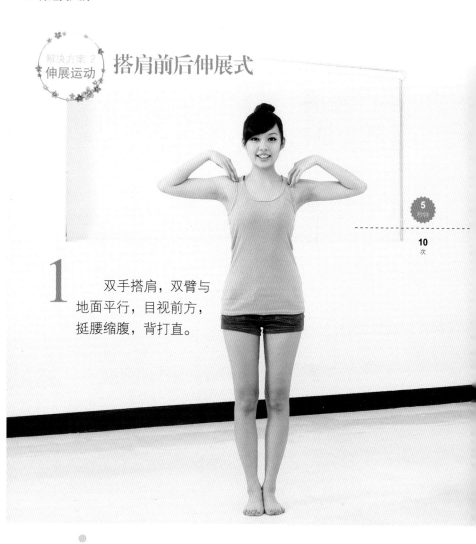

搭肩前后伸展式

5
初级阶段

10
次

1 双手搭肩，双臂与
地面平行，目视前方，
挺腰缩腹，背打直。

平肩举书伸展操

这个平肩举书的伸展操，很像举重运动中
的提杠动作，以抓举方式将书提起，手肘微高，
直到将书举至齐肩的高度。

步骤分

双手指尖轻搭肩头的目的，是为了稳住肩部，以此为原点，让肘尖向前、向后，超过180度平行旋转。练习这个动作时，双脚并拢效果更好。

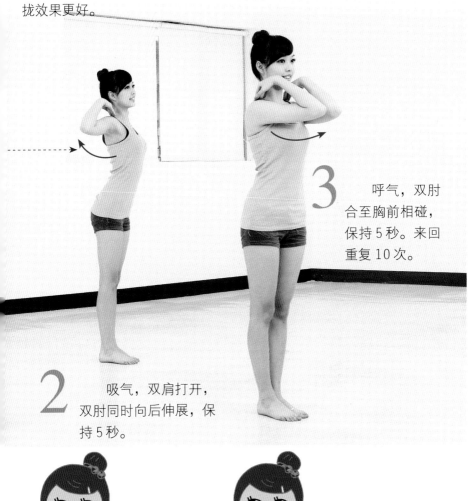

3 呼气，双肘合至胸前相碰，保持5秒。来回重复10次。

2 吸气，双肩打开，双肘同时向后伸展，保持5秒。

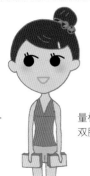

1.两手各抓一本重量相近的书，肩部放松，双脚保持与肩同宽。

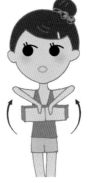

2.以抓举方式，将书平举至与肩同高。反复练习20次。

解决方案 3
伸展运动

柔软肩线伏拜操

1 采用跪姿，伏身拜地，双臂向前伸展，肘打直，吸气时，胸部抬高。

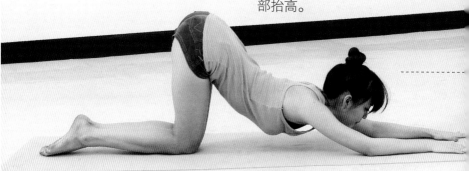

美肩纤颈蛇王式

　　练习瑜伽中的蛇王式，能充分伸展脊椎、背部和肩部肌肉。此动作技巧在于呼气时，小腿肚要尽量靠着大腿后侧，脚尖打直并对着头顶，上身尽量向后伸展。

步骤分

觉得肩关节僵硬？肩线不够柔美？这个动作可以锻炼伸展肩关节，尤其是肩侧到肩后这一团僵硬的厚肉，是个难度很低的柔软操。

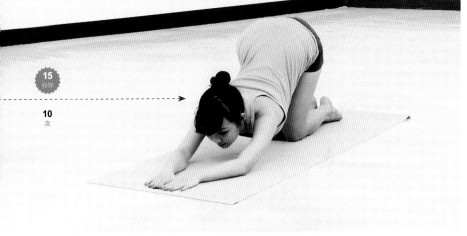

2　呼气时，胸部贴地，双掌贴近，保持 15 秒。上下反复练习 10 次。

15
秒

10
次

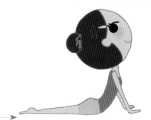

5
秒

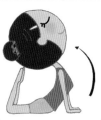

1. 吸气，采用俯卧姿势，双腿贴地，双掌撑地，上身挺起，头向后仰。

2. 呼气，胸部、腰部离开地面，脚尖绷直，对着头顶，保持 5 秒。练习 10 次。

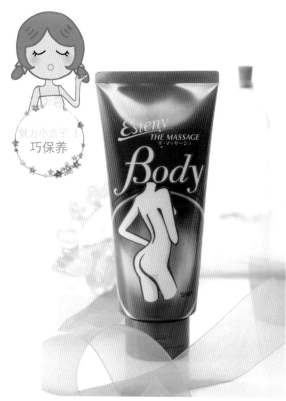

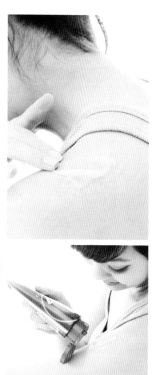

魅力小点子 1
巧保养

干刷→按摩→泡澡，
美肩舒背 3 步骤

造成肩部肥厚的原因，不完全
是肥胖所致，因姿势不良而造成骨
骼弯曲、肌肉松弛，也会让背部脂
肪就地"驻扎"。针对长年累月所
导致肌肉僵硬酸痛，可使用带有温
感效应的美体按摩凝胶或美体霜，
搭配肩颈按摩器，更能帮助改善该
部位的血液循环和新陈代谢；之后
若打算泡澡，建议可按干刷身体→
按摩→泡澡的步骤进行。

小编
推荐

温感美体紧实凝胶

为免冲洗身体按
摩美容液，赋予肌肤
紧致弹力感。宜选用
内含辛辣成分的生姜
精油配合，是用生姜
加热萃取之精油成分，
温热感更持久。若含
有紧致成分的海藻萃
取之深海矿物质，更
能带给肌肤紧致感。

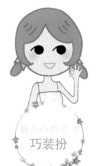

魅力小点子 2
巧装扮

超大码性感指数超高的衬衫

　　穿大一号的衬衫，虽然可以让你看起来显得瘦小一些些，但设计款式一定要挑对！最好挑无肩线式或肩侧开洞式的长版款。其次是袖长，对宽肩或平肩的女生而言，七分袖长或五分袖，都是营造纤秀的首选！

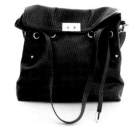

随性街头风金属扣环肩侧包：黑金属扣造型穿带式肩背包，多处的巧思设计，质感十足。

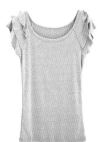

荷叶袖圆领单色短T恤：多层次荷叶袖设计，具修饰性的单色百搭短T恤，搭配牛仔裤，自然又率性！

露肩前短后长长袖衬衫：韩国大流行的露肩剪裁设计，随意搭件牛仔裤就是韩国女孩平日的搭配！

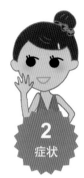

2 症状

小肉肉向下集合，看起来很没精神

肩肉松弛、肩线下垂

肩线塌垮、肉多又垂？让人忍不住想一亲芳泽的美人肩，锁骨窝要有一定深度，锁骨线条要清晰、平直，肩头则要饱满圆润但不拥肿，肌肤嫩白紧实。

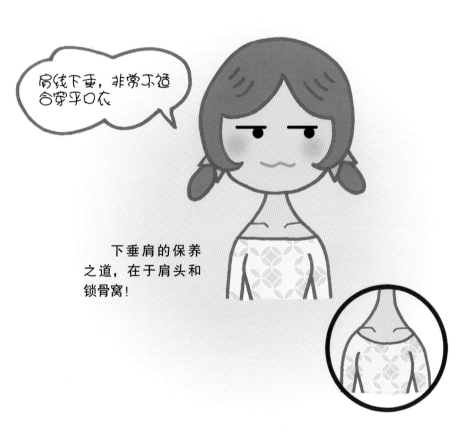

肩线下垂，非常不适合穿平口衣

下垂肩的保养之道，在于肩头和锁骨窝！

肩胛上方、肩窝

　　适度按压肩胛上方直到肩窝处，不仅能调节全身的血液和淋巴循环，对于美化肩线、消减小肉肉，改善脸部和上半身水肿问题，也有不错的效果。

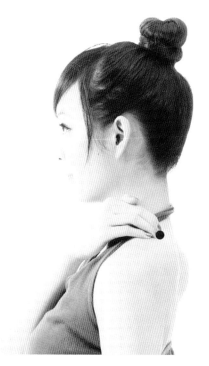

重点提示 ----------->

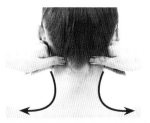

肩膀下垂没关系，但肩窝线条必须纤秀好看才行！

步骤说明 ----------------------○

　　1. 双手拇指同时按压后颈发际部位，头稍微向后仰。

　　2. 食指、中指与无名指指腹轻压耳后，一路下压至肩膀上方。

　　3. 轻压两边锁骨中央下方，并顺势往外轻压至肩窝。来回共 10 次。

解决方案 2
提肩
举臂操

肩廓形塑举臂操

1

弯身而坐，胸贴大腿，
双手各持 600 克左右装水
的瓶子，吸气，双手下垂。

20
下

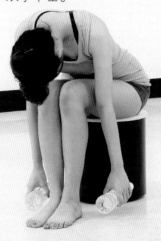

拉肩提臂伸展操

　　如果你是属于下垮型的"胖胖肩"，做
完举重运动之后，一定要再搭配能够拉提肩
线的局部伸展和舒缓运动，才不会让肩肉愈
练愈紧实。

步骤分

女人的肩颈线，最能展现另一种极具深度且绮丽曼妙的性感风情。请注意，除了锻炼前肩的肌肉群之外，后肩线雕塑也很重要。

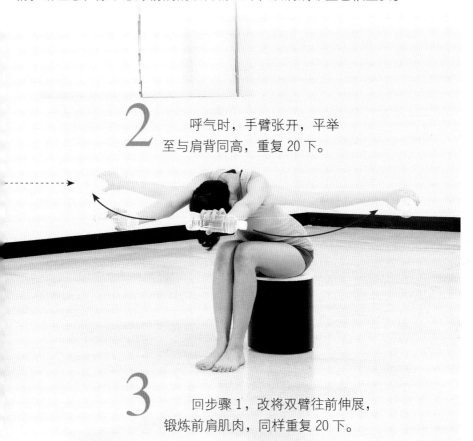

2 呼气时，手臂张开，平举至与肩背同高，重复 20 下。

3 回步骤 1，改将双臂往前伸展，锻炼前肩肌肉，同样重复 20 下。

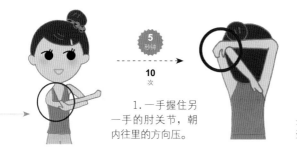

5
秒4伸

10
次

1. 一手握住另一手的肘关节，朝内往里的方向压。

2. 双手高举至头顶后方，往内朝颈椎方向压。

解决方案 3
拉肩
纤盈操

紧实肩线伸展操

1 采用跪姿，左手手掌撑地，右手跨过胸前伸展至左侧，使右肩贴地，头往右转并贴地。

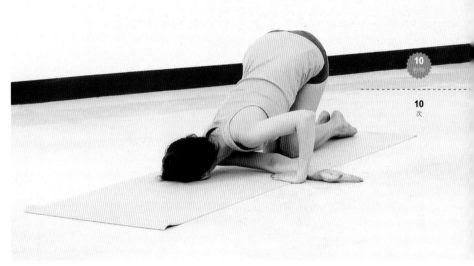

10
秒钟

10
次

拉肩举臂坐山式

这个动作虽然难度不高，但如果坐姿不正、腰背没有打直，下半身跟着举臂姿势产生摇晃，甚至让两侧膝头因此离开地面，塑肩效果就会大打折扣！

步骤分

小心，松松软软的后肩肉，只要一穿上内衣，马上就从肩带处溢出！这个针对后肩曲线的伸展操，也能一并缓解肩背的酸痛问题。

2　左手手掌撑地，右手臂贴地向右伸直；臀部翘起，上半身下压，使右肩贴地，头往左转并贴地。

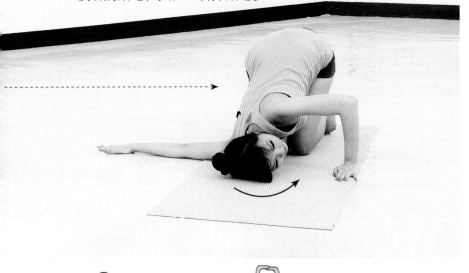

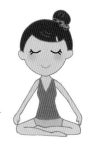

10
秒钟

10
次

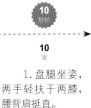

1.盘腿坐姿，两手轻扶于两膝，腰背肩挺直。

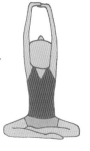

2.双手交握，双臂举高至头顶，手心朝上，目视手背。

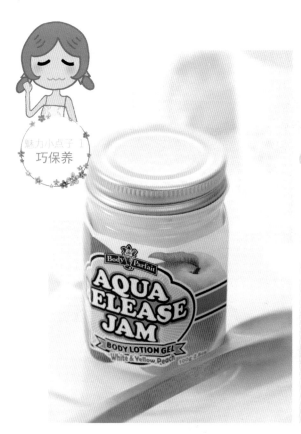

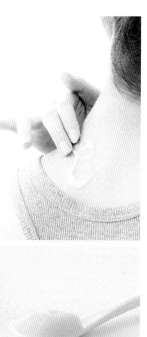

魅力小点子 1
巧保养

打造元气美人肩，没精打采不再有

　　肩头的光泽感与紧致度，往往会泄露女人的真实年龄！尤其是肩膀容易下垂的削肩女生或窄肩女生，虽然很适合穿着细肩带露肩上衣，但若疏于保养，反而会让肩头显得黯淡无光，甚至提早出现皱纹。除了定期去角质，并使用高保湿的身体霜，若须出席重要场合，也可选择具珍珠光泽的保湿乳，让肩头超有光泽感。

小编
推荐

身体凝胶蜜桃果酱

　　鲜甜多汁的蜜桃香果酱涂抹在肌肤上，瞬间转变成化妆水状。添加月桃叶精华的保湿成分，更能滋润肌肤。

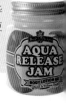

小露香肩有绝招，肉肉肩变骨感肩

细肩带上衣，最能突显窄肩女生的优点，在视觉上还可延展整条手臂的线条，突显肩头的骨感。但如果是属于窄肩型的肉肉女，则只要露出肩头即可，或选择蝙蝠袖上衣，遮住肩背臂多余的小肉肉，聚焦纤盈骨感的美人肩。

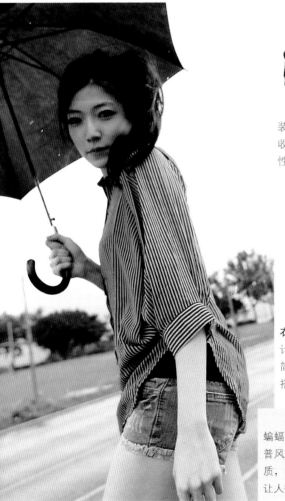

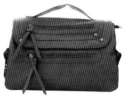

红色铆钉迷你包：铆钉装饰双夹层设计，具多功能收纳，附两款背带，适合个性淑女随意搭配！

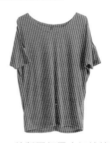

韩版圆领露肩短袖棉上衣：圆领版型小性感露肩设计单色上衣，除去过多装饰，简单大方，用清爽的五色穿搭出不同质感。

普普风直条纹雪纺衬衫：蝙蝠袖让衬衫更有趣味性，普普风的直条纹，清透感雪纺材质，无论搭配长短牛仔裤，都让人赞叹！

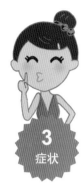

肩线一高一低，耳朵落在肩膀前方

高低肩、驼背

3 症状

因为姿势不良而导致的肩线不良状态，包括因长期单侧背负重物所引发的高低肩问题，或因为胸部太大而容易出现的驼背问题等都会对颈椎、脊椎造成影响。

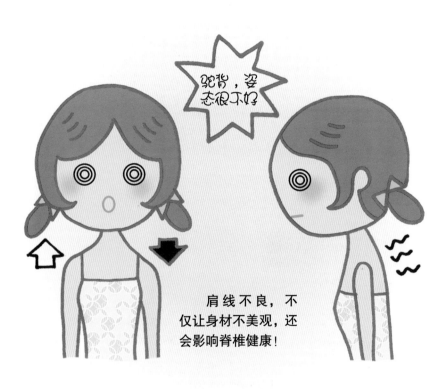

肩线不良，不仅让身材不美观，还会影响脊椎健康！

肩井穴、肩髃穴、肩髎穴

长期驼背或高低肩，都会伴随肩膀酸痛的日常困扰。除了纠正不良姿势之外，适时、适力的按压肩部穴位，对于美化肩线也有一定程度的帮助。

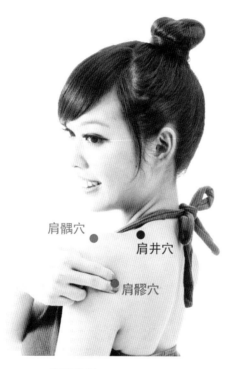

肩髃穴
肩井穴
肩髎穴

重点提示 - - - - - - - - - - - - - ▶

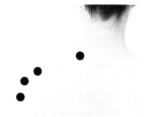

按压这 4 个点很重要！

步骤说明 - - - - - - - - - - - - - - - - - - - ○

1. 以食指、中指、无名指，用力按压肩部三角肌的 3 点，按下时须保持 5 秒。

2. 同样以 3 指按压肩胛上方，可稍微以画圆方式按压，按下时须保持 5 秒。

3. 以双手拇指同时按压后颈发际部位，头稍微向后仰。各重复 10 次。

解决方案 2
伸展运动

坐式肩背拉伸操

1 采用坐姿，手臂
交抱环肩，头朝下，
背部微弯，前后拉伸
肩膀。

10
秒/次

20
次

贴墙扭转拉伸侧肩

长期驼背或高低肩情况，易伴随注意力不
集中、偏头痛等问题。扶住墙面练习，感觉很
像有人在旁边帮你固定姿势，更能有效拉伸肩
关节。

步骤分

先做暖身运动，放松略显僵硬的肌肉，十指相扣并向外翻转，手臂向上举起，然后左右轻轻摇晃 10 次，避免因为动作弧度较大而让肩膀拉伤。

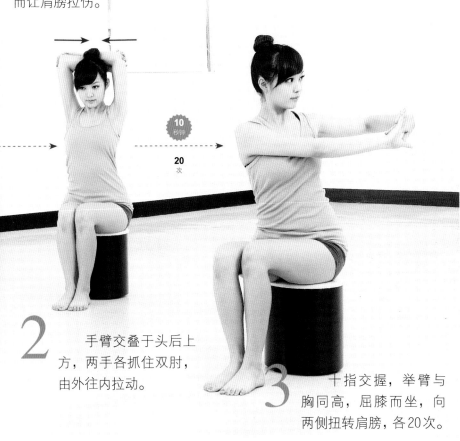

10 秒钟

20 次

2 手臂交叠于头后上方，两手各抓住双肘，由外往内拉动。

3 十指交握，举臂与胸同高，屈膝而坐，向两侧扭转肩膀，各20次。

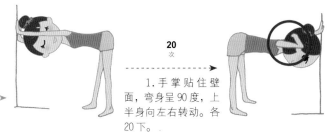

20 次

1.手掌贴住壁面，弯身呈90度，上半身向左右转动。各20下。

2.一手搭在另一手肩部，并用力拉伸肩部。两侧各20下。

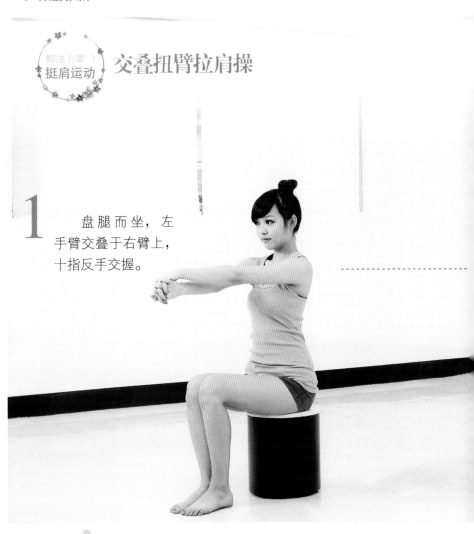

交叠扭臂拉肩操

1 盘腿而坐，左手臂交叠于右臂上，十指反手交握。

双人压肩按摩 3 式

这组动作必须请别人帮忙！通过协助者的压肩，可让伸展的力度较深、且不易移位。动作要由小变大，由慢变快，次数则是由少慢慢往上增多。

步骤分

对手臂肉肉较多、柔韧性较差的人来说，要将扭转交握的双臂完全举到头部正上方，难度可能有点高，关键在于先往内反转一圈，再往上举。

2

5 秒钟

20 次

往内反转一圈，再往上举，保持5秒，休息5秒。练习20次。

15 次

1.托肘摇肩，以逆时针方向左右各环摇10～15次

15 次

2.肘关节放在对方肩上，请对方双手抱住肩头往下压。

3.屈肘，手扶左边肩上，请对方抓住手腕并压肩。

解决方案 4
瑜伽运动

窈窕美背牛面式

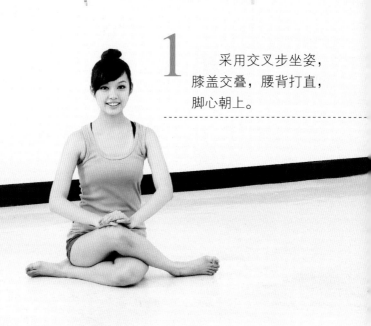

1 采用交叉步坐姿,
膝盖交叠,腰背打直,
脚心朝上。

举棍弯身修背操

肩胛外突,肩膀前屈或后屈,都易引起背
痛、胸闷或消化系统问题。这个动作伸展背肌
的效力,虽然比不上180度后仰动作好,但却
能一并紧实手臂。

步骤分

位于胸廓背部、呈三角形扁平状肩胛骨，其实也是女人增加性感指数的重要部位。经常练习这个动作可以让肩背线的弧度更优美。

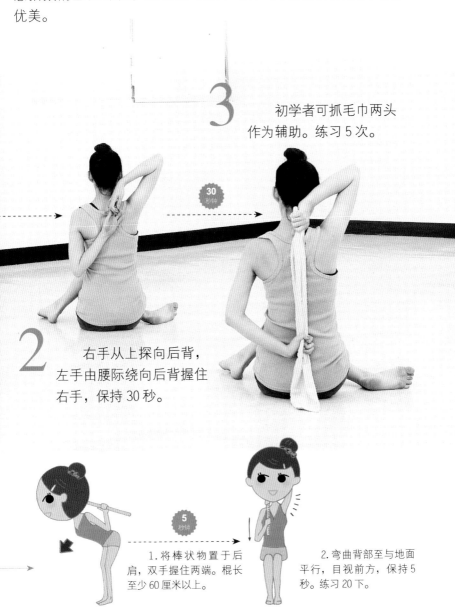

3

初学者可抓毛巾两头作为辅助。练习5次。

30
秒钟

2

右手从上探向后背，左手由腰际绕向后背握住右手，保持30秒。

5
秒钟

1. 将棒状物置于后肩，双手握住两端。棍长至少60厘米以上。

2. 弯曲背部至与地面平行，目视前方，保持5秒。练习20下。

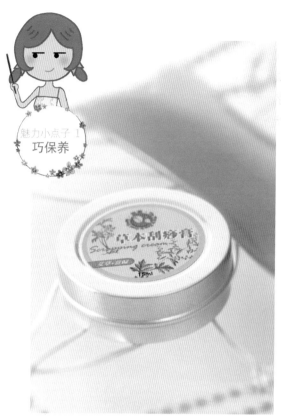

魅力小点子 1
巧保养

肩背舒压按摩，
首要注意肩部保暖

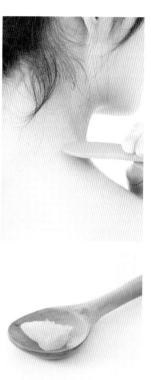

小编
推荐

刮痧膏

　　有高低肩或驼背困扰的人，在睡觉时，应特别注意肩部保暖。前扣式睡衣是个不错的选择，能避免颈部肌肉群遇冷形成痉挛性收缩，造成落枕式颈痛、斜颈或类似颈肌拉伤的症状，反而让肩部更懒得动，以致于肥肉横生。进行舒压按摩时，应搭配延展性好的油膏状产品，以免过度摩擦皮肤。按摩后，记得喝 1 ～ 2 杯温开水。

　　选用内含艾草和当归的草本刮痧膏，能滋润肌肤，又温和舒适。可用于刮痧、推拿、按摩、指压，只需取适量直接涂抹于肌肤，并以刮痧板轻轻刮拭即可。

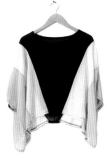

魅力小改变2
巧装扮

不规则与不对称，造型满分的罩衫穿法

罩衫向来是大胸女生用来"遮胸"的穿衣秘技之一！不规则的前片，可以消除高低肩的不和感。至于材质，则应选择质地较为轻薄的雪纺，或柔软但有垂坠感的布料。

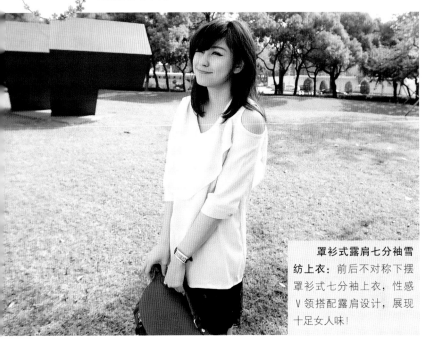

罩衫式露肩七分袖雪纺上衣：前后不对称下摆罩衫式七分袖上衣，性感V领搭配露肩设计，展现十足女人味！

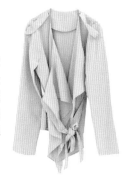

色块拼接宽松罩衫：简单大方的剪裁、清透的雪纺材质、亮眼的色彩，表现个人风格！

蜜桃绒不规则开襟长袖外套：百搭，加上不规则开襟设计，呈现出造型满分的韩系风格。

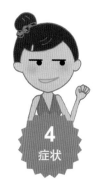

4
症状

红白痘狂冒，还有黑头粉刺相伴
后背粉刺、痘痘

除了因为饮食不当、情绪变化、雄性激素过多，造成后背上方的皮脂腺分泌旺盛，淋浴时润发类用品没冲干净、被褥或衣物不透气，也会诱发背痘现形。

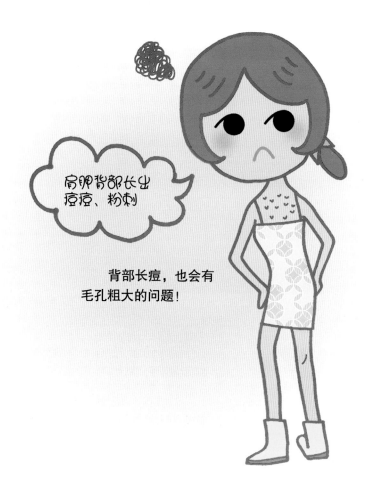

肩胛背部长出
痘痘、粉刺

背部长痘，也会有
毛孔粗大的问题！

解决方案
清洁按摩

肩胛内侧，易被内衣闷住的区域

有些人的背痘问题就是比脸痘严重！其实背部皮脂腺分泌本来就多，再加上角质层较厚，新陈代谢却比脸部慢，更容易出现毛孔堵塞的现象。

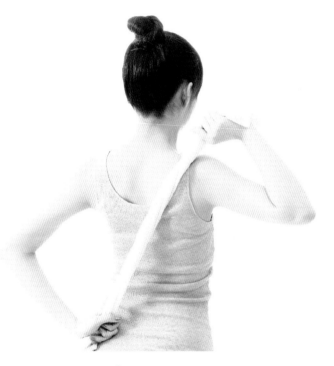

重点提示 ----------------→ **步骤说明** -----------------○

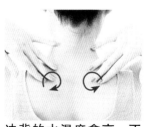

冲背的水温度愈高，不代表去油力愈强！

1. 平日可使用去角质沐浴巾，彻底清洁毛孔脏污。

2. 摩擦力度不要太大，水温不要太高，按自己顺手的方向擦拭即可。

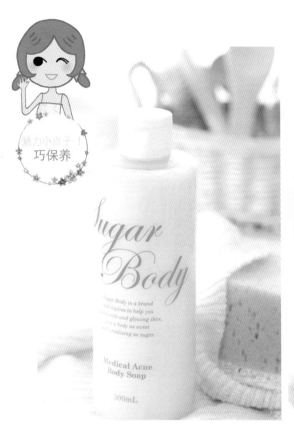

魅力小点子！
巧保养

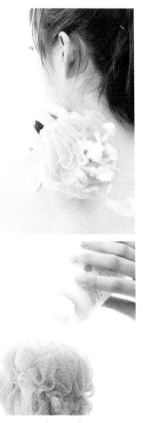

清除背部痘痘，
控油抑痘、去角质

小编
推荐

清洁过度和清洁不当，都会造成背部肌肤油水失去平衡，再加上衣物长时间"封住"，当然会冒出痘痘。平日可选择具控油或抑菌成分的专用保湿沐浴乳，每隔 3～7 天全身去角质。最重要的一点，遇上背部痘痘狂冒的时候，应穿透气性良好的宽松上衣或露背上衣，并注意防晒。

清新沐浴乳

含天然植物性洁净成分，泡沫细致，洗净不残留，不造成肌肤负担。所含的抗菌成分能缓解汗味、背部或胸前的痘痘。高保湿因子有保湿力，能滋润洗净后的肌肤。

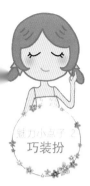

魅力小点子之
巧装扮

一松二透气，必学美背穿衣法

　　透气性极佳的丝棉类上衣，是背痘族的首选。感觉背部皮脂腺分泌开始激增的时候，可着小露背上衣。如果痘痘已经造成背部不美观，甚至留下痘疤，则应注意美白和防晒，这时，一件宽松的长版衬衫，即可解决所有困扰。

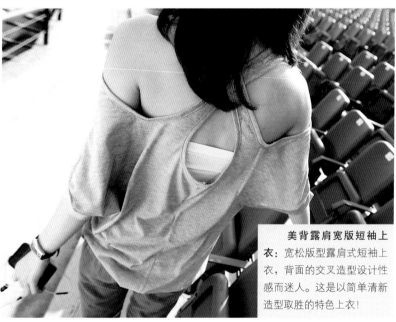

美背露肩宽版短袖上衣：宽松版型露肩式短袖上衣，背面的交叉造型设计性感而迷人。这是以简单清新造型取胜的特色上衣！

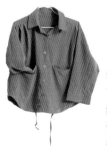

双口袋抽绳可绑雪纺衬衫：反折袖可扣式，下摆抽绳可绑，利落版型，简约设计，随意穿搭就能表现典雅质感。

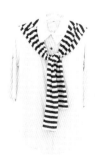

金属光泽长版衬衫＋条纹披肩：光泽感的长版七分袖衬衫，搭配隐藏扣且可拆式的条纹披肩，流露出自然的休闲感。

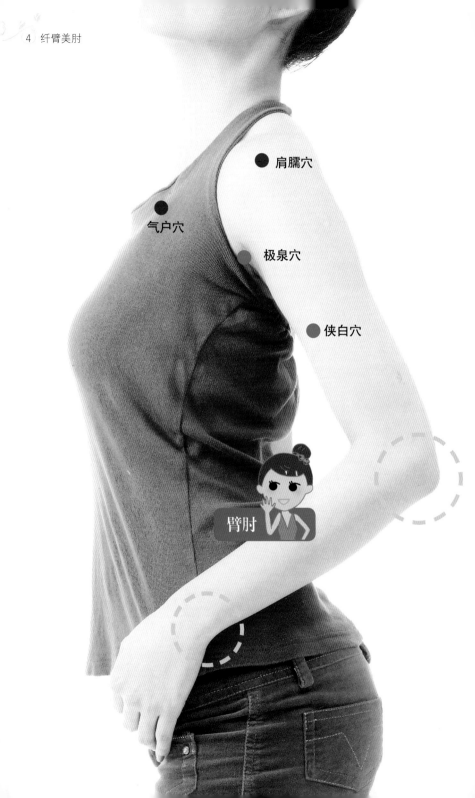

● 肩髃穴

● 气户穴

● 极泉穴

● 侠白穴

臂肘

4
纤臂美肘

　　手臂线条不美观，不只是"掰掰袖"这个问题而已！从肩头、上臂、肘关节、下臂、腕关节等各个部位的紧致度，乃至皮肤表面的嫩白指数，都是应该注意的问题。

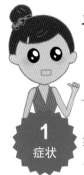

1
症状

手臂内、外侧赘肉松弛下垂
"掰掰袖"和粗壮臂

手臂上的赘肉有两种形态，一种是松松软软的脂肪组织，又称为"掰掰袖"或"蝴蝶袖"；一种是肌肉层与脂肪层都厚实的粗壮臂。先了解"肿"的原因，才能减赘肉成功！

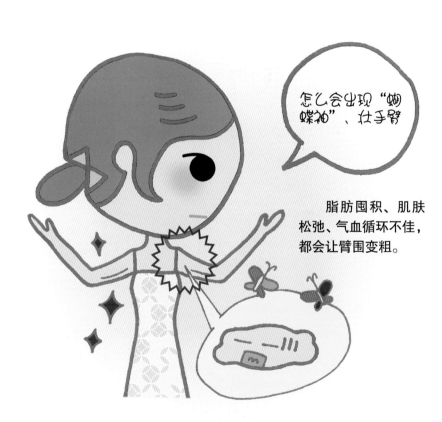

脂肪囤积、肌肤松弛、气血循环不佳，都会让臂围变粗。

侠白穴、肩髃穴、肱三头肌

刺激手臂上的重点穴位，可以让血液循环更顺畅，帮助你在进行伸展运动时热量消耗得更快。另一个小技巧，是锻炼手臂线条时，意识要集中在该部位的肌肉上，效果会更显著。

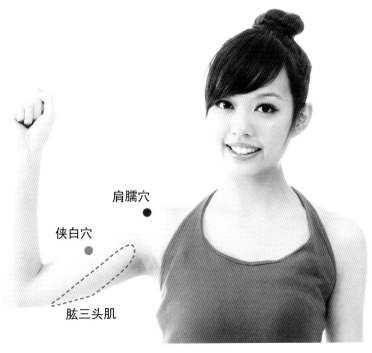

肩髃穴

侠白穴

肱三头肌

重点提示 ------------➤

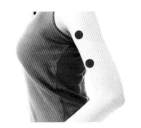

揉按这两个穴位很重要！

步骤说明 ------------➤

1. 将手臂弯曲成 V 形，肱三头肌顶点靠内侧处就是肩髃穴，轻轻揉按此穴 15 秒。

2. 上臂二头肌的中央点就是侠白穴，同样轻轻揉按此穴 15 秒。两臂各 3 次。

屈臂甩肉哑铃操

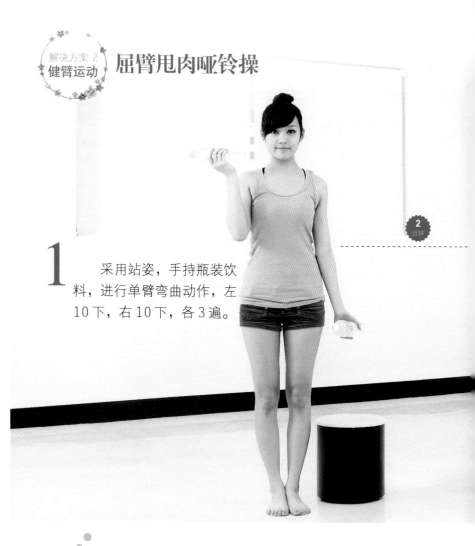

2
分钟

1

采用站姿，手持瓶装饮
料，进行单臂弯曲动作，左
10下，右10下，各3遍。

健美臂肘浴巾操

利用泡澡或泡汤的时间，顺便做一下美臂
操吧！热水能加速血液和淋巴的循环，既能减
轻肌肉的酸痛疲劳，又能强化关节和肌肉。

步骤分

手持哑铃（或 600 毫升瓶装饮料），通过手臂向上弯曲及朝后方拉伸的动作，锻炼手臂内侧与后侧的肌肉群。手要慢慢举起，再慢慢放下。

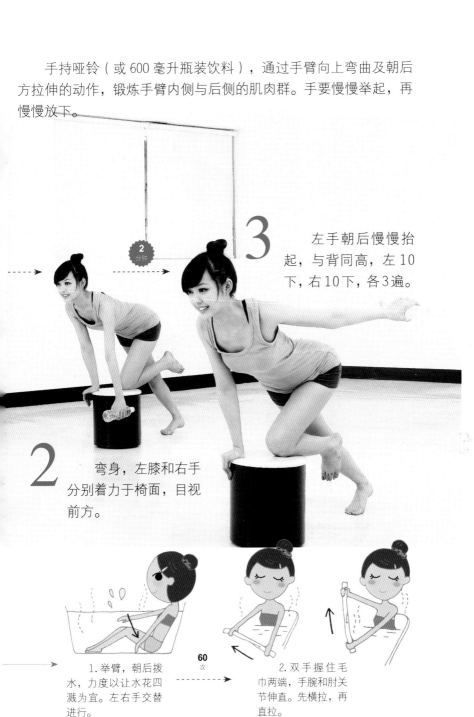

2 分钟

3 左手朝后慢慢抬起，与背同高，左10下，右10下，各3遍。

2 弯身，左膝和右手分别着力于椅面，目视前方。

60 次

1.举臂，朝后拨水，力度以让水花四溅为宜。左右手交替进行。

2.双手握住毛巾两端，手腕和肘关节伸直。先横拉，再直拉。

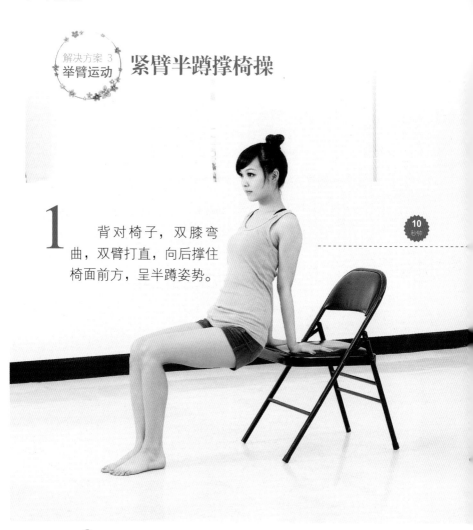

解决方案 3
举臂运动

紧臂半蹲撑椅操

1 背对椅子，双膝弯曲，双臂打直，向后撑住椅面前方，呈半蹲姿势。

10
秒钟

一举两得纤臂操

上下班途中，充分利用公共汽车上的空间，以拉环、扶杆为道具，在不影响他人和自己安全的情况下，拉紧手臂下方日渐松弛的"掰掰肉"。

步骤分

体重超标太多的女生，最好让椅背靠着壁面操作，以免椅子移动。下蹲时，动作要徐缓，初次练习的人，感觉手臂被拉紧时即可起身，以免拉伤。

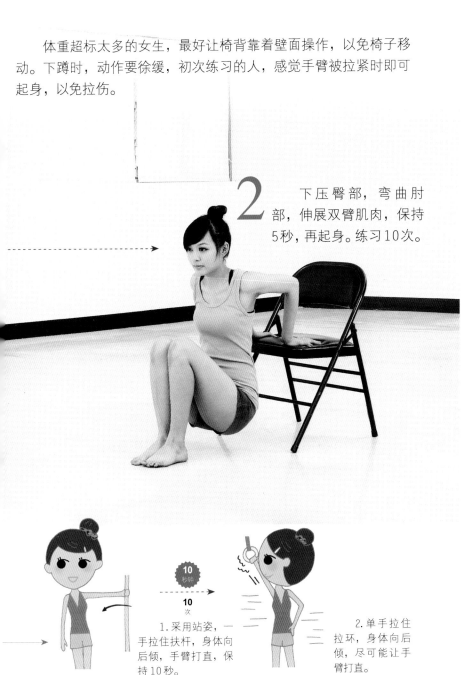

2 下压臀部，弯曲肘部，伸展双臂肌肉，保持5秒，再起身。练习10次。

10 秒钟

10 次

1.采用站姿，一手拉住扶杆，身体向后倾，手臂打直，保持10秒。

2.单手拉住拉环，身体向后倾，尽可能让手臂打直。

举臂拉撑毛巾操

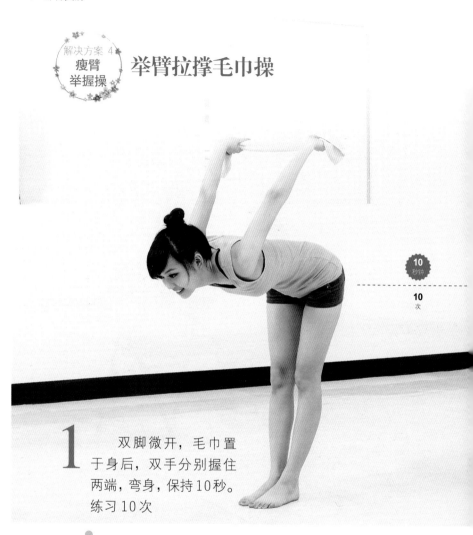

10
秒钟

10
次

1 双脚微开，毛巾置于身后，双手分别握住两端，弯身，保持10秒。练习10次

握书举臂紧实操

健身房里常有一些"举重"动作，其实只要减轻"握具"的重量，就可以变成居家版的健臂操。像书本，就是一个很容易取得的小道具。

步骤

92

单纯的举臂伸展操，"甩肉"效果有限，若能配合握力，不但姿势可以做得更扎实，对一些较深层的小肌肉，紧实效果也会更明显。

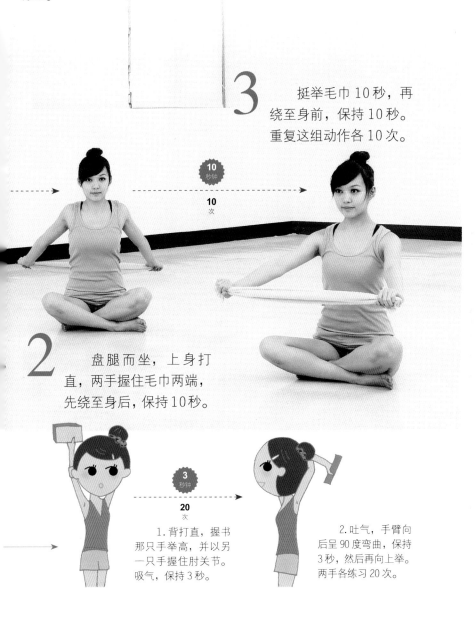

3

挺举毛巾 10 秒，再绕至身前，保持 10 秒。重复这组动作各 10 次。

10
秒钟

10
次

2

盘腿而坐，上身打直，两手握住毛巾两端，先绕至身后，保持 10 秒。

3
秒钟

20
次

1.背打直，握书那只手举高，并以另一只手握住肘关节。吸气，保持 3 秒。

2.吐气，手臂向后呈 90 度弯曲，保持 3 秒，然后再向上举。两手各练习 20 次。

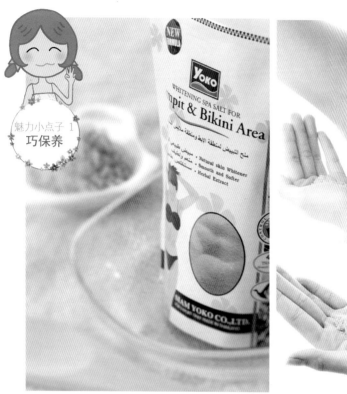

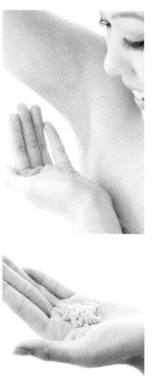

魅力小点子 1
巧保养

美臂澡口诀，
冲、搓、按、泡

检查一下手臂下方的小肉肉，如果是软软的，而且还可以摸到一颗颗好像脂肪团的疑似物，那就表示你严重运动不足！淋浴时，用莲蓬头以冷水、热水交替的方式冲洗手臂脂肪堆积的部位，并以磨砂沐浴盐轻轻搓洗，进行局部去角质，最后再泡 10 分钟左右的热水澡，搭配手臂按摩，消除阻滞已久的脂肪和水分。

小编推荐

磨砂沐浴盐

富含维生素 E、天然磨砂盐及各种天然萃取精油，能去角质并滋养肌肤，还你白皙、柔软、光滑的肌肤。

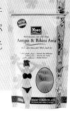

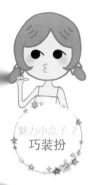

胖女生不用愁，纤臂修身一次搞定

　　手臂"掰掰肉"明显的胖女生，一定要避免穿公主袖，或肩头打褶、缀有蕾丝花边的上衣，可以选择肩头较窄、下摆微收的蝴蝶袖上衣，但手臂不能有开口。袖长挑五分袖或七分袖，露出较细的前臂，是最好的穿法。

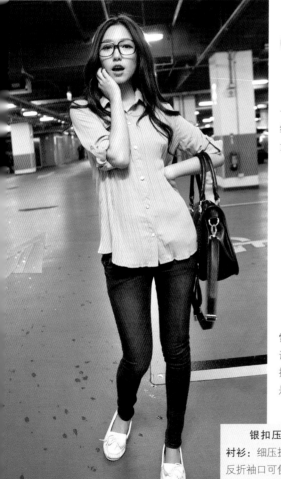

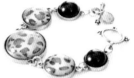

红豹纹扣环手链：豹纹一直都是走在时尚尖端的饰纹，此红豹纹扣环手链是爱美女生必备的单品！

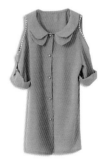

珍珠边露肩双领片金扣雪纺上衣：珍珠边露肩设计，让你气质中带点小性感，无论搭裤子或裙子，走在路上绝对是众人注目的焦点。

银扣压摺七分袖宽版雪纺衬衫：细压折七分袖雪纺衬衫，反折袖口可侧扣，随意穿出甜美气质。

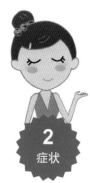

2
症状

手臂小肉肉往腋下扩散、蔓延

腋下"副乳"搞不定

你知道吗？松松软软的手臂小肉肉，会因穿衣方式不对、内衣尺寸不合而移位，形成副乳。适度的伸展运动，可让胸大肌及手臂肌肉群收缩，防止局部脂肪"暴走"。

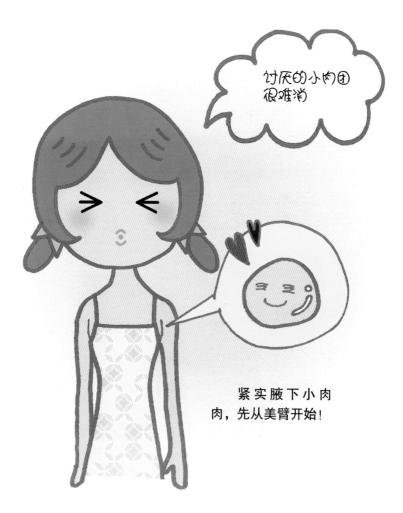

讨厌的小肉团很难消

紧实腋下小肉肉，先从美臂开始！

喙肱肌、胸小肌、肱三头肌

紧塑手臂内侧很重要！造成副乳现形的喙肱肌和胸小肌，紧连着手臂的肱二头肌与肱三头肌，这也是为什么有"蝴蝶袖"的人通常也会出现副乳的原因。

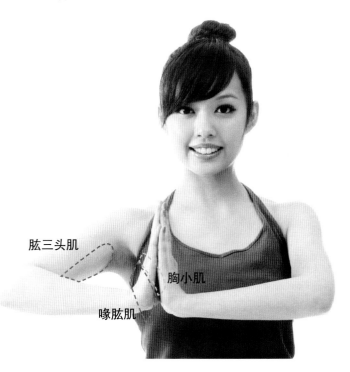

肱三头肌

胸小肌

喙肱肌

重点提示 ---------------→　**步骤说明** ------------------------→

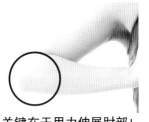

关键在于用力伸展肘部！

1. 挺胸，双掌在胸前合拢，双手相互用力推，分别向左右两侧移动。

2. 边吐气，边向一侧推动，每次保持 3 秒。左右各练习 20 次。

十指交扣固肩式

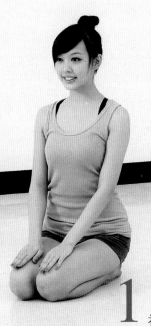

1 采用跪坐姿势，目
视前方，背打直，挺胸，
缩小腹，保持均匀呼吸。

夹书紧臂挺胸操

扩胸运动虽然可以拉动胸小肌，改善副乳
问题，但也会让胸肌向左右两侧发展，胸部愈
练愈小。正确做法是让臂肌朝内拉提胸小肌。

步骤

这个动作的重点在于通过伸展肩部和脊柱，连带拉提、紧实手臂的肌肉和韧带。技巧是位于下方的那只手，必须用力拉动紧贴脑后的那只手。

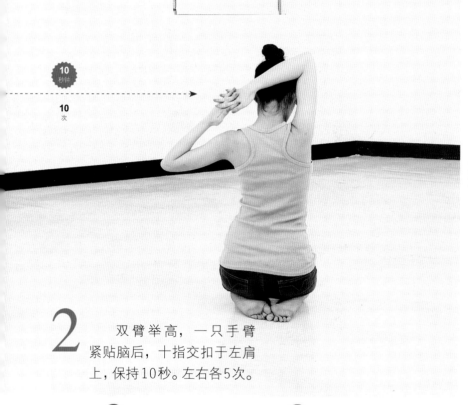

10 秒钟

10 次

2 双臂举高，一只手臂紧贴脑后，十指交扣于左肩上，保持10秒。左右各5次。

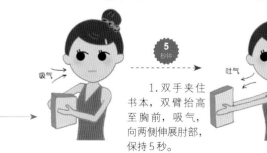

吸气

5 秒钟

吐气

1. 双手夹住书本，双臂抬高至胸前，吸气，向两侧伸展肘部，保持5秒。

2. 吐气，手臂向前伸展，肘部打直，双手用力夹书，感觉胸肌被拉紧。练习10次。

健胸美臂鸽子式

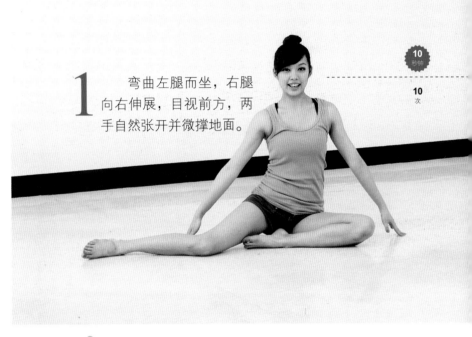

1 弯曲左腿而坐，右腿向右伸展，目视前方，两手自然张开并微撑地面。

10 秒钟

10 次

双臂撑举鹤禅式

手臂、背部，乃至于臀部、大腿，都要巧妙使力，才不会伤到手腕。初学者可以先踮着脚，再局部慢慢加重手臂的支撑力度。

步骤

瑜伽中的鸽子式，是消除腋下小肉肉的绝招之一。柔韧性好的，且有瑜伽基础的女生，可以试试让双手交扣于脑后，紧实腋肉的效果会更好。

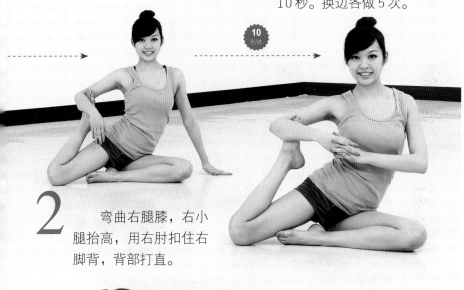

3 左手臂举至胸前，与右手十指交扣，保持10秒。换边各做5次。

10
秒钟

2 弯曲右腿膝，右小腿抬高，用右肘扣住右脚背，背部打直。

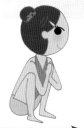

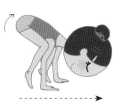

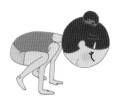

1. 用蹲姿，两脚微张，双手合十于胸前，目视前方。

2. 两手撑地，抬高臀部，踮起脚尖，身体往前倾。

3. 脚慢慢离地，以双臂撑地5秒。练习5次。

旋转前臂缩副乳

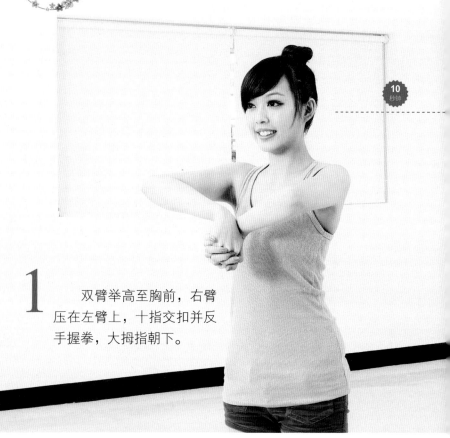

10
秒钟

1 双臂举高至胸前，右臂压在左臂上，十指交扣并反手握拳，大拇指朝下。

交臂屈身鸟王式

看似难度颇高的单脚支撑运动，其实是以腰背的力来拉动手臂的肌肉，再通过两臂相交的招式，局部加强手臂内外侧的小肌肉。

步骤分

长时间坐在电脑桌前，腋下小肉肉恐怕早在不知不觉中"移位"了。这个前臂旋转运动可以搞定鼠标手、副乳两大困扰。

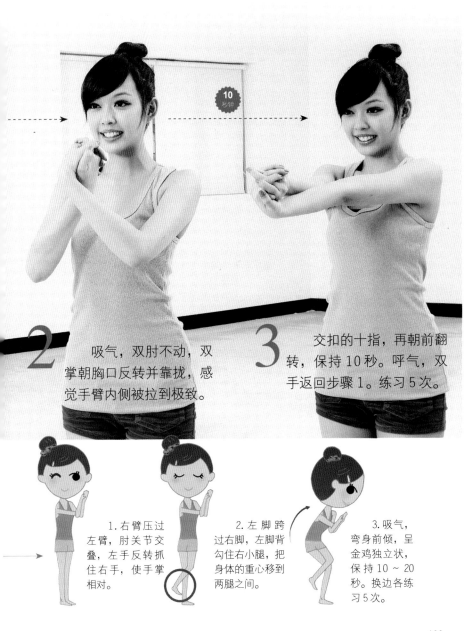

2 吸气，双肘不动，双掌朝胸口反转并靠拢，感觉手臂内侧被拉到极致。

3 交扣的十指，再朝前翻转，保持 10 秒。呼气，双手返回步骤 1。练习 5 次。

1. 右臂压过左臂，肘关节交叠，左手反转抓住右手，使手掌相对。

2. 左脚跨过右脚，左脚背勾住右小腿，把身体的重心移到两腿之间。

3. 吸气，弯身前倾，呈金鸡独立状，保持 10 ～ 20 秒。换边各练习 5 次。

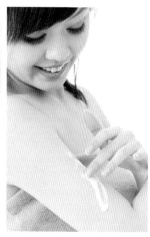

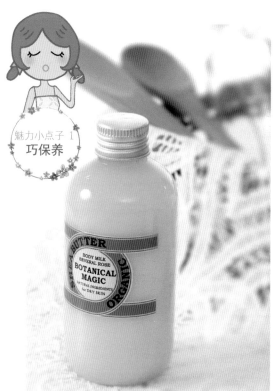

魅力小点子 1
巧保养

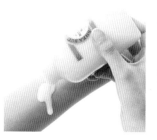

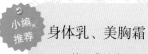

推一推、捏一捏、拍拍手，
告别副乳按摩

针对略显突出的副乳，可按摩腋下凹窝最深处的极泉穴，直到锁骨下缘乳尖正上方的气户穴。此外，趁着抹拭身体乳或美胸霜时，可用中指和大拇指小力轻捏副乳，并以握拳后的指关节将副乳由外向内轻推，左右各 30 下，早晚各一次。平日有空时，不妨来个 200 下的空心拍掌，让臂肉结实。当然，还要穿对内衣哦！

小编
推荐

身体乳、美胸霜

使用乳油木果油、有机荷荷芭油，能持续润泽全身肌肤，其优雅的清淡玫瑰香，抚慰细致肌肤与心灵。

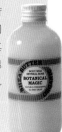

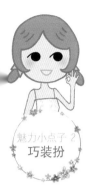

美胸＋收腰，四肢修长穿衣法

平胸女生副乳问题，可以穿调整型内衣或选择有胸线及公主线的上衣来解决；大胸女生的副乳问题，则可选择飞鼠版型、背后收缩的上衣，并搭配窄版长裤来解决，让修长的四肢，转移胸前"伟大"的不协调感。

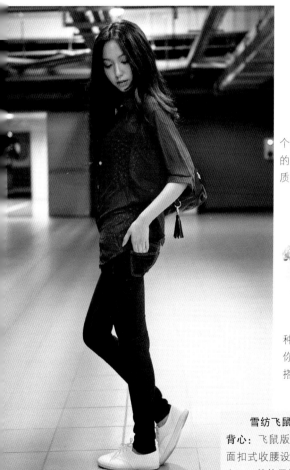

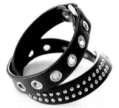

个性铆钉皮手链：充满个性的你，想有一个与众不同的饰品搭配吗？配上铆钉皮质手环，是你最佳的选择。

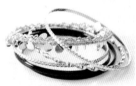

组合环手镯：手镯由6种不同造型环组成，可依照你每天所穿衣服的款式组合搭配。

雪纺飞鼠版型衬衫＋滑面点点背心：飞鼠版型短袖雪纺衬衫，背面扣式收腰设计，搭配滑面点点背心——简约风格的超值两件组。

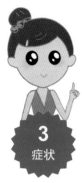

3
症状

肘关节的皱纹群聚，肤色黯沉无光
手肘粗糙起皱

　　手肘外侧会出现黑乎乎的皱纹，手肘内侧也是容易疏忽的"卡黑"部位。定期去角质，再搭配美白、保湿及防晒，才能预防肘老化提早报到。

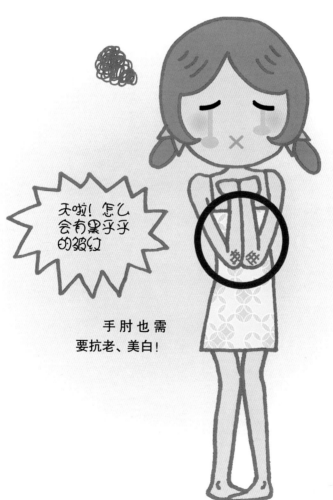

手肘也需
要抗老、美白！

去角质 + 淋巴导流

　　手肘的关键保养，不只是去角质而已！手臂内侧，需由手腕往肩膀方向以打圈方式按摩；手臂外侧，则从肩头开始，从上往下以搓揉方式按摩。

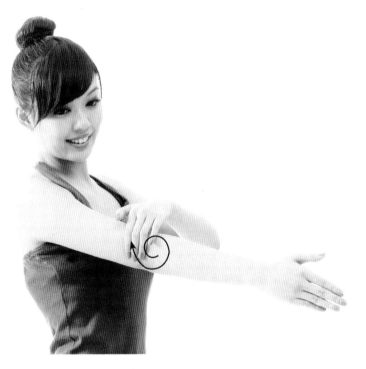

重点提示 -------------------→

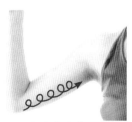

淋巴导流的按摩方向很重要！

步骤说明 -------------------→

　　1.善用掌心的热度和力度，以螺旋形的方式按摩，以消除肘关节外侧的黯沉和皱纹。

　　2.肘关节内侧到腋下的美白保养，必须由下往上以打圈方式按摩。

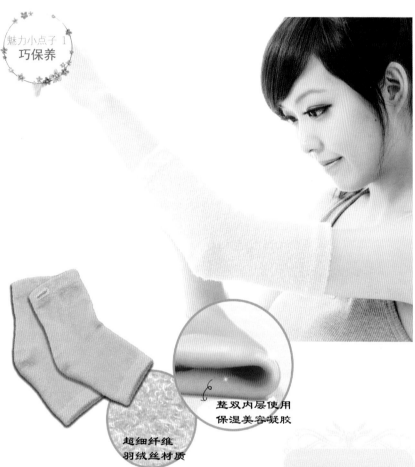

魅力小点子 1
巧保养

超细纤维
羽绒丝材质

整双内层使用
保湿美容凝胶

改善手肘粗糙嫩肤术
轻松保养有一套

　　许多美眉都有手肘粗黑的烦恼，即使擦上护肤乳液或进行去角质，仍然感觉手肘粗黑乎乎的，这时应该进行局部粗黑部位升级版保养，像使用手肘专用的美容套，或将敷完脸部之后的面膜改敷至手肘。

无瑕美人手肘保湿美容套

　　内含美容保湿凝胶，添加天然植物复方保湿精油，能有效软化手肘部位粗糙皮肤，迅速还原嫩白肌肤。

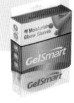

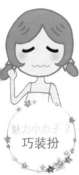

聚焦锁骨、手腕，穿出纤细美人臂

甜美韩风必备的重点式领口设计及精致手链，可以淡化手臂线条的不完美。如果你打算穿长袖上衣，可搭配细一点的碎钻手链；若打算配戴宽版手镯，切记，肤色偏黄的人应避开紫色和玫瑰色系，以免看起来更黯沉。

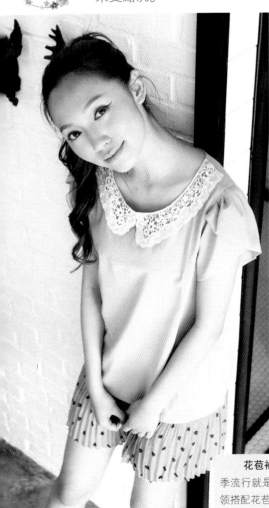

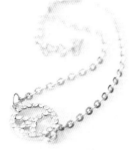

经典碎钻手链：平和、简约、优雅结合了许多风格，充分展现了个人独到的品味。

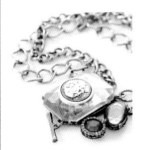

复古风纹章纽扣大宝石风格手链：充满复古风的手链，搭配宝石是不败的组合。

花苞袖布蕾丝领口雪纺上衣：春季流行就是重点式领口！布蕾丝拼接领搭配花苞袖，是韩女最甜美款式！

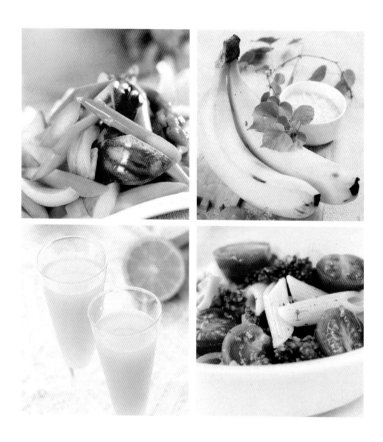

5
吃出美丽窈窕曲线

减肥，已经够辛苦了，请不要苛待自己的口腹之欲！除了掌握少油、少盐、少糖三大原则，谨慎摄取能为窈窕曲线加分的健康食材，就能轻松拥有"不发胖"的快乐生活。

抓住对策，让窈窕曲线再现

坚持七天瘦下来

上半身易"胖"的人，通常偏好淀粉类食物，再加上平日常不自觉地摄取过多容易上火的油腻食品，又不运动，脂肪就这么囤积下来。

饮食调整

据心理专家测定，7是一个很有趣的数字，7次重复即可成为记忆，下面的减肥方法坚持到第7天，曾经胖胖的"毛毛虫"就会蜕变成婀娜的"蝴蝶"！步骤如下：

慢食：最关键的是进食的前5分钟。人在饥饿时往往会狼吞虎咽，此时一定要提醒自己慢下来。在优雅的公共场合进餐，手中拿着杂志或报纸边看边吃都很有效果。

选用低脂食品：如奶类、沙拉酱、坚果和包装食品中的低脂品种。

选用优质食油：如橄榄油、玉米油等，烹饪多用蒸煮，少用油炸煎炒。

无糖饮料：喝一罐可乐等于吃一碗米饭，而饮料没有饱腹感，最容易给人什么都没吃的错觉。

闻味止饿：食物的香味能使大脑产生已经吃过食物的感觉，所以在家中常备一些香味四溢的食品，如菠萝等，常闻会有奇效。

吃新鲜食物：人工合成及多次加工食品往往加入过多的添加剂，其中某些成分会增加代谢负担，所以在同一类食品中，应选择新鲜食物，比如放弃炸薯条而选择水煮土豆或炒土豆丝。

限盐：盐摄取过量不仅会损害健康，在无形中还会加大进食量。

运动

散步：中速散步，保持速度均匀是关键，应每天散步20分钟，可随时进行。

慢跑：每天保持20分钟，晨跑是不错的选择。

游泳：每周一次30分钟。如果无法持续每天散步或慢跑，就去办一张游泳卡，每天游泳，舒服极了。

健身操：减肥主要针对腰、腹、臀部位。每晚睡前，仰卧将腿伸直，每条腿抬高各20次。然后仰卧，并腿曲膝，将臀部抬高，尽量保持一会儿，做30次。

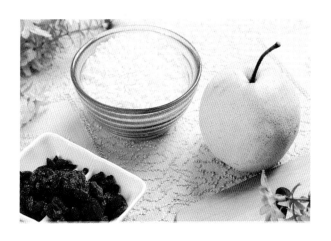

挑选好的，还要搭配对的
吃出窈窕曲线的食材

食材1 紫 米

紫米外表纯黑发亮，香味独特，是食用米家族中身价较高的品种。米的颜色越深，则表皮色素的抗衰老效果越好。

宜搭配食物

紫米—红豆

紫米中含有钾、镁等矿物质，红豆含有丰富铁质，两种一起食用，可补充身体的矿物质。

选购宜忌

一看： 看色泽和外观。一般有光泽，米粒大小均匀，少有碎米、爆腰（米粒上有裂纹），无虫，不含杂质的为上品。由于紫米的黑色集中在皮层，胚乳仍为白色，因此，购买时可将米粒外面皮层全部刮掉，米粒呈白色的是正宗紫米，否则为染色米。

二闻： 闻闻紫米的气味。取少量紫米放于手心，哈一口热气，然后立即嗅气味，优质紫米具有正常的清香味，无异味。

食用宜忌

宜

紫米含膳食纤维较多，淀粉消化速度比较慢，血糖指数

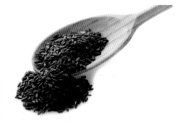

仅有 55(白米饭为 87)，因此，食用紫米不会像白米那样会造成血糖的剧烈波动。紫米中的钾、镁等矿物质，有利于控制血压、减少患心脑血管疾病的风险。

忌

紫米如果未煮烂，不仅大多数营养成分无法被身体吸收，而且多食后易引起急性肠胃炎，消化功能较弱的孩子和老弱病者更是如此，因此消化不良的人不要吃未煮烂的紫米。

八宝粥

材料

紫米、糯米、燕麦、红枣、枸杞子、松子仁、莲子、桂圆、冰糖各适量。

做法

将紫米、糯米用清水洗净，莲子用温水泡透。取瓦煲 1 个，注入适量清水，置于火上，用中火烧开，加入紫米、糯米、燕麦、红枣、枸杞子、松子仁、莲子和桂圆，改用小火煲约 35 分钟。调入冰糖，续煲 10 分钟即可。

功效

糯米、燕麦等含有较多纤维，并能增加血液中镁的含量，有调经及镇定神经的效果。红枣、莲子等能调节体内性激素的结合球蛋白，进而减少引发痛经的物质合成，这些食物一同食用，可以改善经期的烦躁情绪。

食材2 莲　子

　　莲子是老少皆宜的滋补品，吃法很多，可煮粥或羹，还可做糕点、汤品等，皆鲜美味绝。

宜搭配食物

莲子—猪肚

　　莲子与猪肚营养丰富，两者都具有健脾胃的功效，适合气血不足、身体虚弱的人食用。

莲子—白木耳

　　莲子含有维生素E，白木耳富含天然植物性胶质，长期食用可以润肤，可以增强体质，达到抗衰老的效果。

莲子—山药

　　莲子营养丰富，含有多种无机盐和维生素，具有镇静安神的功效，与山药一起食用更具养心作用。

食用宜忌

宜

　　莲子营养十分丰富，含有钙、铁、钾元素。莲子可促进凝血，使某些酶活化，维持神经传导性、肌肉的伸缩性和心跳的节律、毛细血管的渗透压、体内酸碱平衡，具有安神养心作用，也具治疗贫血、减轻疲劳的作用。莲子适合食欲不振、惊悸失眠者食用，妇科止血安胎、月经过多也可食用。

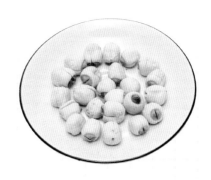

忌

大便燥结者不可过多食用。由于莲子性凉，因此食用要适量，多食会损阳助湿。

糯米莲子粥

材料

糯米 50 克，莲子 20 克，淮山 25 克，红枣 10 粒，白糖适量。

做法

将糯米用清水洗净，莲子去芯后用温水泡透，淮山洗净切丁，红枣洗净。取瓦煲 1 个，加入适量清水烧开，下入糯米、莲子，改用小火煲约 30 分钟，再加入淮山丁、红枣，调入白糖，续煲 15 分钟即可。

功效

健脾止泻，益气养心，适用于怀孕中期脾气虚弱、身体疲倦乏力、睡眠质量不好、心神不宁的人食用。

食材3 空心菜

空心菜含有多种营养成分，蛋白质和钙的含量都比西红柿高，并含有较多的胡萝卜素。

宜搭配食物

空心菜—鸡肉

空心菜富含钙质，鸡肉含有丰富的蛋白质，钙质搭配蛋白质可提高吸收率，所以两种食材适合一起食用。

忌搭配食物

空心菜—乳制品

空心菜不适合与乳制品一起食用，否则会减少身体对乳制品中钙质的吸收。

选购宜忌

品质好的空心菜，茎叶比较完整、新鲜细嫩。选购时应注意不要挑根茎特别肥大的空心菜，这种空心菜可能用肥料催长的，常吃对身体不太好。

食用宜忌

宜

空心菜中粗纤维含量较丰富，这种纤维具有促进肠蠕动、通便解毒的作用；其为碱性食物，食后可降低肠道的酸度，预防肠道内的细菌群失调，对预防肠癌有益。

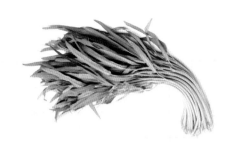

　　此外，其所含胡萝卜素、维生素 C 均有抗癌作用。动物实验证实，空心菜的水浸出液，能降低胆固醇、甘油三酯，具有降脂减肥的功效。空心菜中的叶绿素有"绿色精灵"之称，可洁齿防龋、健美皮肤，堪称美容佳品。常吃清炒空心菜可治口臭、便秘。

　　忌

　　空心菜性寒滑利，体质虚弱、脾胃虚寒、大便稀溏者不宜多食。

蒜香空心菜

材料

　　空心菜 300 克，蒜头 2 瓣，辣椒 1 根，盐、水各少许。

做法

　　将空心菜洗净切段，蒜头切片，辣椒去籽后切片备用。起油锅，放入蒜片和辣椒炒香，加入空心菜和少许水，快速拌炒并加盐调味。

功效

　　空心菜是高血压患者的佳肴，清淡爽口，长期食用对控制病情有显著效果。

食材 4 黄花菜

黄花菜的花不仅可供观赏，而且可做菜。其色泽鲜艳，久煮不烂，香气浓郁，营养丰富。

宜搭配食物

黄花菜—鳝鱼

黄花菜与鳝鱼一起烹煮食用，可以促进人体血液循环，有助于恢复体力。

黄花菜—猪肉

黄花菜与猪肉一起食用，可以为人体提供丰富的营养成分，并且让人体容易吸收营养素。

选购宜忌

购买黄花菜时，应选择黄中带黑的，颜色呈金黄或是白色的可能为染色或漂白，食用对身体不好。干的黄花菜放在密封的罐子中，可以长期保存。

食用宜忌

宜

黄花菜中蛋白质、脂肪、碳水化合物、钙、磷、铁、胡萝卜素、核黄素的含量都高于西红柿等常见的蔬菜。

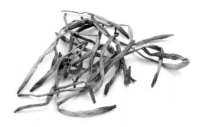

黄花菜是一种营养价值很高的食用蔬菜，营养学家认为，其碳水化合物的含量和所含的热量与白米相似，维生素 A 的含量比胡萝卜高 1.5 ~ 2 倍，对人体健康颇有益处。种植不仅能美化环境，而且全株均可入药，花有安神之功效，故称为"安神菜"。

忌

干的黄花菜不适合直接烹煮，用冷水泡后再煮较好；凉拌时应先烫熟；不宜单独炒食，应搭配其他食材。

黑木耳炒黄花菜

材料

黑木耳 20 克，黄花菜 80 克，精盐、味精、葱花、花生油、太白粉、素鲜汤各适量。

做法

将木耳放入温水中泡发，去杂洗净，撕成小片。黄花菜用冷水泡发，去杂洗净，挤去水分，切成小段。锅中放花生油并烧热，放入葱花爆香，放入黄花菜、木耳大炒，加入素鲜汤、精盐、味精炒至木耳、黄花菜熟而入味，用太白粉勾芡后出锅。

功效

可明目，治红眼病等症，可推迟老年人老花眼的出现。

食材5 洋 葱

洋葱是一种集营养、保健和医疗于一身的特色蔬菜，有极高的营养价值，在国外被誉为菜中皇后。

宜搭配食物

洋葱—鸡肉

洋葱中的蒜素，可以提升人体吸收鸡肉中的维生素 B_1，促进新陈代谢，增强体力，消除疲劳，有集中注意力、促进脑部活性的功效。

洋葱—大蒜

洋葱与大蒜都含有阻碍致癌物质在体内形成的营养素，两者搭配食用有很好的抗癌效果。

选购宜忌

盛产期为 2 ~ 4 月。选购洋葱时，应选球体完整、没有裂开或损伤、表皮完整光滑、没有腐烂的。将洋葱放在透气的容器（如篮子）中，置放于通风良好的阴凉处是最好的保存方式，尽量不要放在塑料袋中保存。

食用宜忌

宜

洋葱有平肝、润肠的功能，所含的挥发油中有降低胆固醇的物质——二烯丙基二硫化物。它是目前唯一含有前列腺素样物质及能启动血溶纤维蛋白活性成分的食物，而这些物

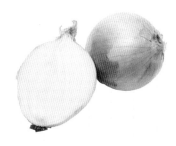

质均有较强的舒张血管和心脏冠状动脉的功能，又能促进钠盐的排泄，从而使血压下降和预防血栓形成。

洋葱还具有降血糖作用，因为洋葱中含有与降血糖药甲磺丁脲相似的有机物，并在人体内能生成具有强力利尿作用的皮苦素。

忌

有皮肤瘙痒性疾病和患有眼疾、眼部充血者应少吃。一般人也不宜过量食用，因为其容易产生挥发性气体，过量食用会产生胀气和排气过多，使人不舒服。

洋葱牛肉卷

材料

牛肉片、洋葱、韭菜及调味料各适量。

做法

韭菜洗净，去老叶，切段，洋葱切细丝。锅内油热后，放入洋葱、韭菜，加调味料拌炒，熟后盛盘。将牛肉片铺于平底锅上，用小火煎直至熟后，将上述盘中熟料放在牛肉片上并卷起即可。

功效

腰酸背痛、膝盖无力者食用，能壮阳补精。

食材6 苦 瓜

苦瓜中抗坏血酸的含量相当高，具有消暑解热、解毒的功效。

宜搭配食物

苦瓜—青椒

苦瓜与青椒都含有丰富的维生素 C，而苦瓜还含有多种生物活性物质，一起烹煮食用营养更全面，还有养颜美容的功效。

忌搭配食物

苦瓜—鱼

苦瓜不能与鱼同吃，因为两者一起食用会降低人体对锌的吸收能力。

选购宜忌

质量好的苦瓜，瓜体坚硬，具重量感，且表皮有光泽。如果瓜体内部呈现红色，表示已经过熟，不适合购买。

食用宜忌

宜

苦瓜富含蛋白质、脂肪、糖类、维生素、胡萝卜素、粗纤维、苦瓜素以及钙、磷、铁等，有消炎退热、解劳乏、清心明目的功效。苦瓜中含有生理活性蛋白质和维生素 B_{17}，对

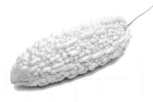

癌细胞有较强的杀伤力，经常食用能提高人体免疫功能，有效预防癌症。

苦瓜中独特的苦味成分，能抑制过度兴奋的体温中枢，达到消暑解热的作用。苦瓜含有一种类似胰岛素的物质，具有降低血糖的作用。此外，它还含有生理活性蛋白，可以帮助人体皮质更新与伤口愈合。

忌

苦瓜熟食性温，生食性寒，因此脾虚胃寒者不应生吃。此外，孕妇应慎食。

双菇苦瓜丝

材料

苦瓜 150 克，香菇 100 克，金针菇 100 克，姜、酱油、糖、香油适量。

做法

将苦瓜顺丝切成细丝，姜片切成细丝，香菇浸软切丝，金针菇切去尾端洗净。油爆姜丝后，加入苦瓜丝、香菇丝及盐，炒至苦瓜丝变软，将金针菇加入同炒，加入调味料炒匀即可。

功效

香菇、金针菇能降低胆固醇，苦瓜富含纤维素，可减少脂肪吸收。

食材7 **丝 瓜**

丝瓜营养丰富，具有活化血液、解毒消炎的功效，也是天然的美容食材之一。

宜搭配食物

丝瓜—毛豆

丝瓜与毛豆一起食用，可以预防便秘、口臭和筋骨酸痛，并可以促进产妇乳汁分泌。

丝瓜—鸡蛋

丝瓜与鸡蛋一起烹煮食用，可以使皮肤润泽健美，常吃可以达到美肤的效果。

选购宜忌

颜色青绿、粗细均匀、尾部花未落的丝瓜比较嫩。用手指甲轻掐掐不破皮的为老瓜。

食用宜忌

宜

丝瓜在瓜类蔬菜中，蛋白质、淀粉、钙、磷、铁，以及各种维生素如维生素 A、维生素 C 的含量都比较高，所提供的热量仅次于南瓜，蛋白质含量比冬瓜和黄瓜高 2 ~ 3 倍。

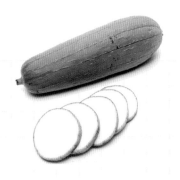

　　丝瓜还含有丝瓜苦味素，多量的黏液、瓜氨酸、脂肪等，种子含有脂肪油和磷脂等，这些营养元素对身体的生理活动十分重要。夏季常食丝瓜可去暑除烦、生津止渴，还可治痰喘咳嗽、乳汁不通等症。

丝瓜瘦肉汤

材料

　　嫩丝瓜200克，猪瘦肉100克，红枣10克，生姜10克，花生油10克，盐6克。

做法

　　将嫩丝瓜去皮切片，猪瘦肉切片，红枣泡透，生姜去皮切片。锅内油烧热，下姜片炝香，注入适量清汤，用中火煮开，投入红枣、猪瘦肉，煮至八成熟，加入丝瓜片，调入盐，续煮3分钟即可。

功效

　　清热利肠，解暑除烦。

食材 8 黑木耳

黑木耳的蛋白质中含有多种氨基酸，尤以赖氨酸和亮氨酸的含量最为丰富。

宜搭配食物
黑木耳—红枣

黑木耳含铁量高，有补血的功效，又可以抗肿瘤；红枣也是补血的食材，两种搭配可使补血的效果更好，尤其适合女性食用。

忌搭配食物
黑木耳—田螺

黑木耳中的磷脂、植物胶质，容易与田螺中的活性物质反应后，产生人体不容易消化的物质，对肠胃不好。

选购宜忌

购买黑木耳时应仔细观察其外形、色泽，必要时可闻气味，观察重点是看是否有霉变、颜色是否正常、是否大量破碎。

食用宜忌
宜

黑木耳具有一定的吸附能力，对人体有清涤胃肠和消化纤维素的作用，因此，它是纺织工人、矿山工人等不可缺少

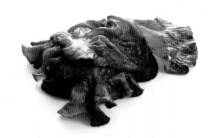

的一种保健食品。黑木耳有滋润强壮、清肺益气、补血活血、镇静止痛等功效，是中医治疗腰腿疼痛、手足抽筋麻木、痔疮出血和产后虚弱等病症常用的配方药物。

忌

由于黑木耳有活血抗凝的作用，所以有出血性疾病的人不宜食用，孕妇则不宜多吃。干木耳用水泡发后，仍然紧缩在一起的部分不宜吃。

红枣黑木耳汤

材料

红枣50克，水发黑木耳150克，生姜3克，红糖适量。

做法

将红枣用温水泡透，木耳、生姜洗净切细丝。锅内烧水，待水开后放入黑木耳，用中火煮约3分钟后，捞起备用。另烧锅，加入适量清水烧开，下红枣、黑木耳丝、姜丝，调入红糖，用中火煮透即可。

功效

清热补血，适用于贫血患者。

食材 9 番　薯

番薯含有丰富的糖、蛋白质、纤维素和多种维生素，其中 β－胡萝卜素、维生素 E 和维生素 C 尤其多。

宜搭配食物

番薯—米、面

番薯含有丰富的赖氨酸，而米、面恰恰缺乏赖氨酸。番薯与米、面混吃，可以使人体得到更为全面的蛋白质。

番薯—鲑鱼

番薯含有丰富的 β－胡萝卜素，具有抑制癌细胞发育、增强免疫力的功效，鲑鱼含有丰富的油脂，油脂可以帮助人体吸收 β－胡萝卜素。

选购宜忌

盛产季节为初冬。挑选时则要选颜色均匀，形状丰满，外皮有光泽附小须根的。番薯不耐寒，遇水容易腐败，因此严禁放入冰箱内储存。在室温下约可保存一个月，不过最好用纸包裹起来后置于室温下保存。

食用宜忌

宜

番薯维生素 C 含量与柑橘并驾齐驱，100 克中就含有 30 毫克的维生素 C，在芋头类当中属于维生素 C 含量最高的。与马铃薯一样，其所含维生素 C 都被淀粉所包裹，因此加热，

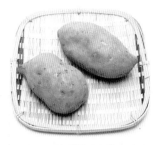

所流失的维生素 C 较少。

此外番薯也含有具防癌效果的 β – 胡萝卜素（肉质呈现深黄色的品种）及维生素 B1、B2、E，也含有丰富的食物纤维，食物纤维能清除肠内废物，改善便秘，将胆固醇排出体外，预防大肠癌或动脉硬化。它还富含有助于将盐分排出体外的钾，因此能改善高血压。

忌

番薯易在胃中产生酸，所以胃溃疡及胃酸过多的者不宜食用。番薯含有气化酶，吃后有时会发生吐酸水、肚胀排气等现象，因此一次不宜吃得太多，应和米、面搭配着吃，并配以咸菜或喝点菜汤来缓解。食用凉的番薯易导致胃腹不适。

番薯米粥

材料

新鲜番薯 250 克，粳米 200 克，白糖适量。

做法

鲜番薯去皮切丁与粳米、白糖同下，加水 2000 毫升，煮至薯烂米开花汤稠为止。

功效

健脾养胃，益气通乳，润肠通便，适合产后哺乳期脾胃虚弱、乳汁不通，以及便秘、便血者食用。

食材 10 芭乐

芭乐富含蛋白质、食物纤维素、多种维生素和微量元素。其果圆肉厚，具有独特的芳香，因而博得了人们的青睐。

选购宜忌

新鲜的芭乐闻起来会有浓郁的果香，果皮呈青绿色，果肉密实，口感清爽。

食用宜忌

宜

芭乐营养价值很高，为各种水果之冠，其维生素 C 含量比柑橘多 3 倍，是人体摄取维生素 C 的良好来源。维生素 C 可以提高免疫能力，预防流行性感冒、上呼吸道感染等疾病，有利于提高血管弹性，能将胆固醇分解成硫化物而排出体外，有益于营养物质的运输。

其含有的钾、磷、硫和氯，可以强化骨骼系统和淋巴系统功能。另外，其含有的碱性涩味，能制止胃酸发酵，收敛肠粘膜，多吃可以止泻；其果皮中的叶绿素有助于人体造血和恢复活力，可增强心脏功能，具有平衡血糖及清肝的作用，因此是糖尿病患者辅助治疗的保健食品。芭乐对人体还具有消食、开胃、通便和美容之功效，经常食用可促进新陈代谢。

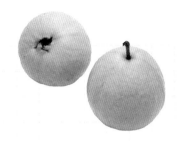

忌

芭乐多食会损坏牙齿，还会助火生痰，因此一次不宜食多。其果核多而硬，难以消化，小孩及有便秘的人不宜多食。另外小心不要把果汁沾到衣物上，否则很难洗掉。食芭乐要慎防便秘，因为它具有收敛止泻作用，去核食比较恰当。

芭乐茶

材料

干芭乐 100 克。

做法

干芭乐洗净捣烂，加水 400 毫升，煎至 200 毫升，去渣，当茶饮。

功效

用于急、慢性咽喉炎，声音嘶哑。

食材 11 梨 子

梨子含水分多，含糖分高，其中主要是果糖、葡萄糖等可溶性糖，并含多种有机酸，故汁多爽口，香甜宜人。

宜搭配食物

梨子—猪肉

梨子含有能促进蛋白质消化的酵素，有助于消化肉类，因此常在吃肉后作为甜点食用。

梨子—大豆

梨子与大豆均含有天冬氨酸，天冬氨酸能帮助身体排出氨，提升对疲劳的抵抗力，有助于恢复体力。

忌搭配食物

梨子—螃蟹

梨子与螃蟹都属于寒性食物，两种食材一起食用容易引起腹泻，对肠胃也不好。

选购宜忌

挑选时应挑果大、具重量感、无黑色斑点、表皮无受伤的梨子。

食用宜忌

宜

梨子为夏秋热病之清凉果品，又可润肺、止咳、化痰，

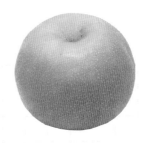

对感冒、咳嗽、急慢性气管炎患者有效，还有降低血压、养阴清热、镇静的作用。

因梨中含有较多的配糖体和鞣酸成分以及多种维生素，故高血压、心脏病及肝炎、肝硬化病人出现头昏目眩、心悸耳鸣时，常吃梨大有好处；肝炎病人吃梨可以达到保肝、助消化，还有增进食欲的效果。

忌

脾胃虚弱的人不宜吃生梨，但是可以把梨切块煮水食用。

密瓜梨汁

材料

哈密瓜 150 克，梨子 1/2 个，葡萄柚 1/4 个。

做法

哈密瓜去皮去籽，切成大小适当的块。梨子去皮去核，切成大小适当的块。葡萄柚去皮去籽，取果肉。将所有食材放入果汁机打匀后即可。

食材 12 柠 檬

柠檬的营养价值极高，它不但含有丰富的维生素及许多人体必需的微量元素，还含有独特的柠檬油、柠檬酸。

宜搭配食物

柠檬—鱼

将柠檬汁用于鱼类食材时，柠檬酸能去鱼腥味、提升料理的风味，而且用柠檬调味，可以减少盐的用量。

忌搭配食物

柠檬—奶酪

柠檬不能与奶酪同吃，因为奶酪中含有丰富的蛋白质，易与柠檬中的维生素 C 发生反应，影响肠胃消化吸收，降低奶酪的营养价值。

选购宜忌

柠檬宜选择外皮光泽、具重量感者，要注意外皮上是否已发霉，发霉的不宜购买。

食用宜忌

宜

柠檬能促进胃中蛋白分解酶的分泌，增加胃肠蠕动，还具有防治心血管疾病、缓解钙离子促使血液凝固的作用。100

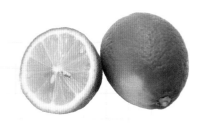

克柠檬中含有 45 毫克的维生素 C，因此维生素 C 含量在柑橘类中属于第一。吃一颗柠檬就可摄取到一天所需维生素 C 摄取量的 1/2。其所含的维生素 C 能促进皮肤的新陈代谢，预防黑斑或雀斑，具美白肌肤的效果。此外，柠檬酸味的主要成分——柠檬酸，能消除疲劳、活化肌肤，因此柠檬可说是最具效果的护肤水果。

忌

一般柠檬外皮上都会残留农药，因此如果拿柠檬榨汁饮用，切片前则要把表皮清洗干净。

红粉佳人

材料

橙汁 60 毫升，柠檬汁 15 毫升，红糖水 15 毫升，冰块 5 ~ 6 块。

做法

将橙汁倒入果汁机中，再倒入柠檬汁，加入冰块一起打匀。将打好的果汁倒入杯中，再将红糖水倒入即可。

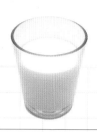

食材 13 牛 奶

牛奶营养丰富，容易消化吸收，物美价廉，食用方便，是最理想的天然食品。

宜搭配食物

牛奶—大豆

体内负责调节钙的镁一旦摄取不足的话，就无法发挥钙的作用，大豆含有镁。要均衡摄取钙与镁，则以钙：镁=2：1为标准摄取。

选购宜忌

要确认牛奶保质期，超过保质期的不能食用。开封后最好要在2~3天内食用完毕。

食用宜忌

宜

牛奶中所含的铁、铜和维生素A，有美容养颜作用，可使皮肤保持光滑滋润，对胃癌和结肠癌还有一定的预防作用。牛奶能为皮肤提供封闭性油脂，形成薄膜以防皮肤水分蒸发，还能暂时提供水分。

忌

缺铁性贫血患者、腹部手术病人、溃疡病人忌喝牛奶，肾结石病人不宜在睡前喝牛奶。另外，患有高血压、冠心病而服用复方丹参片者，不宜喝牛奶。

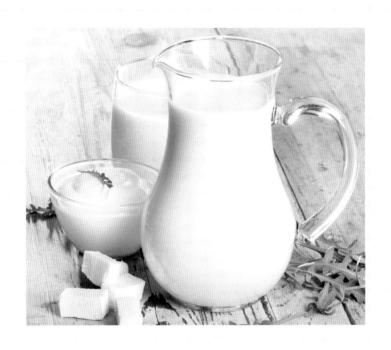

牛奶煲木瓜

材料

木瓜 200 克，牛奶 300 毫升。

做法

将木瓜削皮去籽后，切成大块。牛奶倒入沙煲内，用火煮开后，加入木瓜煮熟即可。

食材 14 蛤 蜊

蛤蜊肉质鲜美，不但老幼皆宜，对于女性更有养颜美容、丰胸健体的功效。

宜搭配食物

蛤蜊—豆腐

蛤蜊与豆腐一同食用，可以补气血，有助体力恢复，也可改善皮肤粗糙，有美肤的效果。

蛤蜊—黄绿色蔬菜

利用黄绿色蔬菜或水果弥补 β－胡萝卜素与维生素 C 不足，促进钙质或铁的吸收，预防贫血或骨质疏松症，还具有缓和压力的作用。

忌搭配食物

蛤蜊—芹菜

蛤蜊与芹菜一起食用，容易造成腹泻，所以应避免。

选购宜忌

应挑选壳带有光泽、口确实紧闭，将两颗蛤蜊彼此敲打时，会发出清澄声音者。蛤蜊贝壳紧闭，放入盐水后会喷水。务必使用生蛤蜊。如果是已去壳的蛤蜊，则要选择富弹性与光泽的，模样不鲜明的就表示已不鲜嫩。